漫话耳鸣

主 编　杨海弟　郑亿庆

科学出版社

北 京

内 容 简 介

当今耳鼻喉科疾病"三巨头"——耳鸣、耳聋、眩晕，尤以耳鸣最常被人误解。人们通常会提出疑惑："耳鸣是种病吗？""鸣久必聋是真的吗？""耳鸣是因肾虚导致的吗？""耳鸣会影响人的正常工作和生活吗？"，甚至"谈耳鸣色变"，然而，耳鸣更多时候扮演的是"身体警报器"的角色，提示许多潜在的疾病。本书主要通过漫画的形式讲述耳鸣，图文并茂地解释耳鸣是什么，揭秘耳鸣是怎样形成的，并提出科学治疗耳鸣的方法，用科学而又风趣幽默的叙述方式揭开耳鸣的"神秘面纱"。

本书立足于临床实践，面向大众，寓科学性和趣味性于一体，可供普通大众和临床基层耳鼻喉科医生阅读使用。

图书在版编目（CIP）数据

漫话耳鸣 / 杨海弟，郑亿庆主编 . —北京：科学出版社，2020.4
ISBN 978-7-03-064558-6

Ⅰ.①漫… Ⅱ.①杨…②郑… Ⅲ.①耳鸣 – 诊疗 – 图解 Ⅳ.① R764.4-64

中国版本图书馆 CIP 数据核字（2020）第 035544 号

责任编辑：戚东桂 / 责任校对：张小霞
责任印制：李 彤 / 封面设计：龙 岩

科学出版社 出版

北京东黄城根北街 16 号
邮政编码：100717
http://www.sciencep.com

北京九州迅驰传媒文化有限公司印刷
科学出版社发行 各地新华书店经销

＊

2020 年 4 月第 一 版 开本：890 × 1240 1/32
2025 年 3 月第四次印刷 印张：3 3/8
字数：99 000

定价：**32.00 元**

（如有印装质量问题，我社负责调换）

《漫话耳鸣》编写人员

主　　编　杨海弟　郑亿庆

副 主 编　张志钢　陈穗俊

编　　者　（按姓氏汉语拼音排序）

艾东亮　揭西县中医医院

陈　玲　中山大学孙逸仙纪念医院

陈穗俊　中山大学孙逸仙纪念医院

冯天赐　中山大学孙逸仙纪念医院

高敏倩　中山大学孙逸仙纪念医院

郭焕萍　广东省清远市人民医院

黄夏茵　中山大学孙逸仙纪念医院

李松键　广东省中医院

邱泽恒　中山大学孙逸仙纪念医院

孙映凤　中山大学孙逸仙纪念医院

唐小武　中山大学孙逸仙纪念医院

杨海弟　中山大学孙逸仙纪念医院

张志钢　中山大学孙逸仙纪念医院

郑亿庆　中山大学孙逸仙纪念医院

秘　　书　高敏倩

绘　　画　何咏欣

前　言
PREFACE

在临床上，因耳鸣而寻求治疗的患者不计其数，大多对耳鸣存在疑问，如"耳鸣是种病吗？""耳鸣是因肾虚导致的吗？"，甚至有患者带着补肾的药物问我："医生，这些补药我都已经吃了半年余了，为什么耳朵还在嗡嗡响？"，待问诊后才获知患者半年前突发耳鸣、耳闷，突发性耳聋可能性大，纯音听力图显示为中度感音神经性耳聋，此时患者已错过了突发性耳聋的适宜治疗时间窗，听力基本上难以改善了。以上是临床上普遍存在的案例，如果该患者在突发耳鸣时立即就医，那么该患者听力改善的可能性是十分大的。

耳鸣在更多时候是作为"身体警报器"而存在的，过度轻视耳鸣，有可能会导致某些疾病"隐藏"在身体内而未被觉察，如突发性耳聋而未得知；过度重视耳鸣，有可能会引发一系列焦虑、烦躁、抑郁等心理问题，导致耳鸣加重—心理问题加重—耳鸣继续加重的恶性循环；要准确地把握住耳鸣这把"双刃剑"，才能达到身心平衡的和谐境界，如耳鸣时及时就诊，就能"揪出"微小听神经瘤等。

本书撰写历经两年时间，其间经历了数次修改完善。我们希望本书能为耳鸣"正名"，通过科普的形式让大家正确认识耳鸣到底是什么，以及耳鸣的病因和治疗方法。章节中对应的漫画故事均为临床真实案例，但为保护患者隐私，漫画不提及任何人的真实姓名等个人信息。

在此特别感谢我的导师郑亿庆教授对本书的大力支持，感谢广州市合力科普基金会和佛山博智医疗科技有限公司资助本书出版，感谢中山大学新华学院何咏欣绘制出一幅幅精美的耳鸣相关漫画。

由于编者精力、能力、时间有限，书中难免有疏漏和不当之处，恳请各位读者不吝赐教。

杨海弟

2019 年 12 月于广东广州

目 录
CONTENTS

1

了解耳鸣，从接触耳朵开始

❖ 1.1 揭开人体耳朵的秘密

1.1.1 人是如何听到声音的？

在了解声音是怎样传入耳朵之前，我们先来了解人体耳朵的结构是怎样的。实际上，我们平常"看到"的耳朵，仅仅是耳廓。一般而言，人体耳朵包含外耳、中耳、内耳结构，左右对称，具有美观的作用。其中，外耳由耳廓和外耳道组成；中耳包括鼓室、咽鼓管、鼓窦、乳突，而鼓室内又含有三块听小骨（锤骨、砧骨、镫骨，构成听骨链）、听骨韧带、鼓室肌、血管、神经；内耳是由骨迷路和膜迷路构成的。

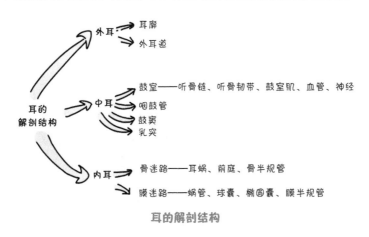

耳的解剖结构

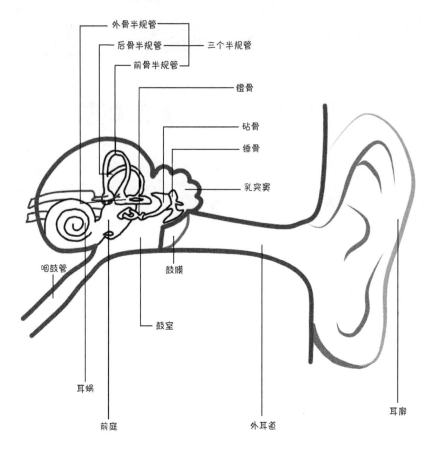

外骨半规管

后骨半规管 ——— 三个半规管

前骨半规管

镫骨

砧骨

锤骨

乳突窦

咽鼓管

鼓膜

鼓室

耳蜗

前庭

外耳道

耳廓

耳的结构组成

知识链接　　　　　**听骨链是什么?**

听骨链由锤骨、砧骨和镫骨组成,是人体最小的三块骨,但是却起到至关重要的作用。这三块骨长得分别像锤子、打铁用的砧、马镫,因此依次被称为锤骨、砧骨、镫骨。这三块骨通过锤砧关节、砧镫关节等连接形成听骨链,借听骨韧带固定在鼓室内,又借鼓室肌(鼓膜张肌和镫骨肌)牵拉振动,传递声音到内耳。

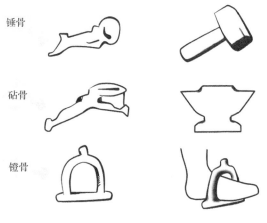

锤骨

砧骨

镫骨

三块听小骨的形状

知识链接

迷路是什么？

　　人的内耳由骨迷路和膜迷路组成。为什么称"迷路"呢？因为内耳"藏"在颞骨岩部，由弯曲管道和膜性囊构成，结构复杂，好似迷宫一样。

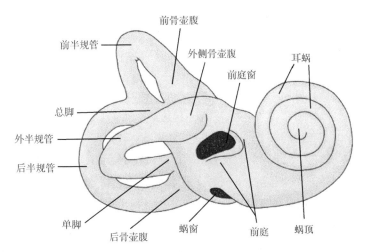

前骨壶腹

前半规管

外侧骨壶腹

耳蜗

前庭窗

总脚

外半规管

后半规管

单脚

后骨壶腹

蜗窗

前庭

蜗顶

骨迷路（右）

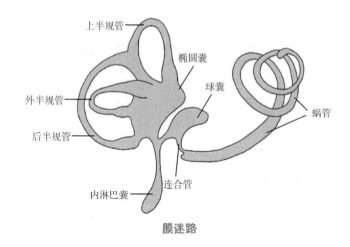

上半规管

椭圆囊

外半规管

球囊

后半规管

蜗管

连合管

内淋巴囊

膜迷路

1.1.2 耳朵不仅有听觉功能，还有平衡觉功能

在生理上，人体的双耳具有听觉功能和非听觉功能（平衡觉功能）。

听觉功能
↗ 空气传导
↘ 骨传导

耳的生理功能

非听觉功能
↗ 感知身体和头位旋转的角加速度
↘ 感知自身姿势和运动状态及头部的直线加速度

耳的生理功能

人耳的重要生理功能之一是"听"，即听觉功能。声音传入内耳有两种途径，空气传导途径（气导）和骨传导途径（骨导）。

空气传导途径是指声波通过外耳、中耳，传入到内耳，并被内耳里的毛细胞所感知。声波被外耳收集，并通过外耳道使鼓膜振动，振动传递给听骨链，在听骨韧带和鼓室肌的"帮助"下，最终将声波从听骨链传入内耳，这就是中耳里的"声波加工厂"。

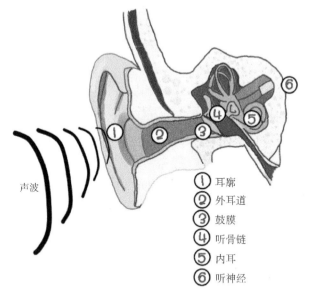

声波

① 耳廓
② 外耳道
③ 鼓膜
④ 听骨链
⑤ 内耳
⑥ 听神经

空气传导途径

骨传导途径是指声波"不走寻常路"，声波不再通过外耳、中耳进行声音传递，而是引起颅骨振动，从而直接刺激内耳，令内耳毛细胞感知。

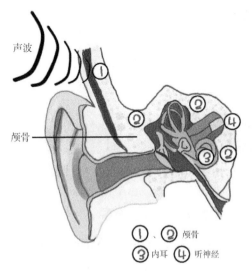

声波

颅骨

①、② 颅骨
③ 内耳　④ 听神经

骨传导途径

人耳的重要生理功能之二是平衡觉功能。

正常人为什么总是能处于平衡状态呢？正是因为有视觉系统、本体觉系统、前庭系统的相互协调，维持着人体平衡。

平衡觉功能就好像是看不到的冰山，"隐藏"在海平面以下，常不被人所察觉，但是又对人的平衡起着至关重要的作用。

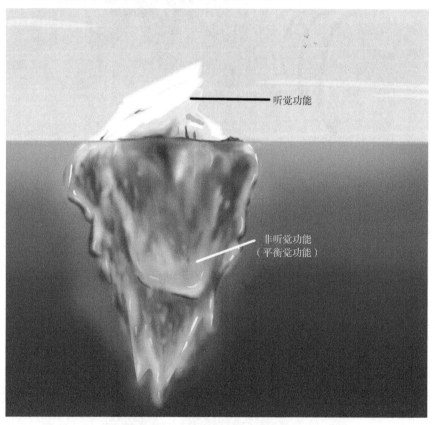

听觉功能

非听觉功能
（平衡觉功能）

平衡觉"隐藏"在海平面以下，不易被察觉

知识链接 **我们日常生活中主要听到的声音的频率和强度是多少？**

人耳能感觉到的声音频率为 20～20 000Hz，而我们日常生活中感知的声音频率集中在中频段，也就是 500～2000Hz，生活中常见物体的声音的频率和强度如下图所示。

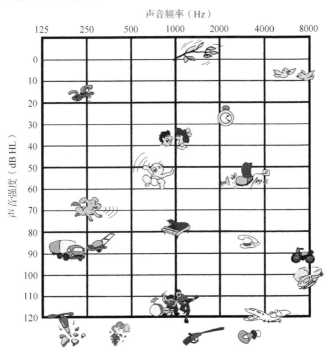

日常生活中声音的频率与强度

1.1.3　人体的耳朵有奥秘

　　人有两只耳朵、一张嘴，是让我们多倾听少说话吗？除此以外，人体的耳朵还有巨大的奥秘——两只耳朵不仅具有整合效应，还可发挥补偿作用及声源定位、保持平衡的功能。

　　补偿作用：由于人的双耳具有相同的解剖结构，故双耳皆具有相同的生理功能，同时起到感知听觉和平衡觉的作用，若有一只耳受损，另一只耳可以起到一定的补偿作用，以强耳补偿弱耳。也就是说，一边耳朵听不到，我们还有另一边耳朵，这就能维持我们日常生活的交流能力了。

声源定位：人的双耳分别在头颅两侧的颅骨上，在正常情况下，同样具有感知听觉的生理功能，因此可感知及判断声源的方向，原理是双耳效应，是人们依靠双耳间的音量差、时间差和音色差判别声音方位的效应。"赶紧收起手机，老师从后面走过来了！"为什么知道老师是从后面走过来的，而不是从旁边走过来的呢？这就是"双耳效应"所"带来"的声源定位。

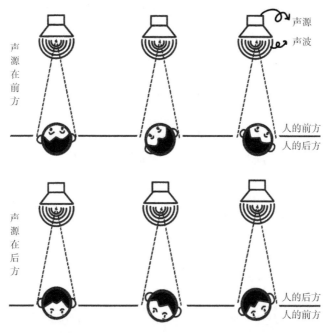

声源定位示意图，无论声音从哪里传过来，人们都依靠"双耳效应"判别声音方位

保持平衡：人的双耳分布在头颅两侧，同时具有感知平衡觉的生理功能，因此可保持右侧及左侧身体平衡，直立而不倒，感知头部、身体正在处于哪个方位，以及向哪边转动。但是，如果有一侧耳的平衡功能

受损，那么这个人就有可能站不稳而容易向一边倾倒了。

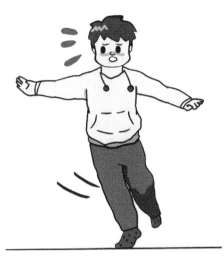

人体无法保持平衡

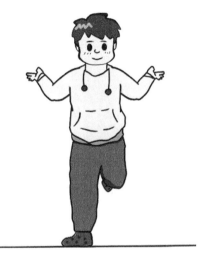

人体保持平衡

1.1.4 人类听声辨人的技能

"为什么我知道刚刚呼唤我的是小明而不是老师？"，这是因为人的双耳具有听辨功能，即分为"听"和"辨"。听，即声音从外界传入耳朵，被人们所听见，即通过前文所描述的两种传导途径。

那"辨"呢？"辨"是指人体听觉系统能对不同的声音做出分辨，辨别声音来自于何人。首先，大脑具有记忆功能，可记忆不同人的音色，进而做出辨别，即"这话到底是谁说的"。其次，听觉系统通过音色辨别声音，声音特性如下图所示，声音的音色是由声音中所有分频率的分布位置不同而决定的，听觉系统通过感知此分布位置而进行辨别。

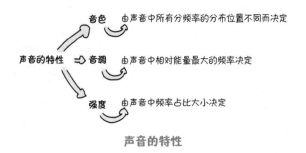

音色 由声音中所有分频率的分布位置不同而决定

声音的特性 ⇨ 音调 由声音中相对能量最大的频率决定

强度 由声音中频率占比大小决定

声音的特性

（郑亿庆　杨海弟　高敏倩）

❖ 1.2　揭开耳鸣的面纱

耳鸣（tinnitus），这个词来源于拉丁文"Tinnere"，原意为耳部响铃样声音。

1.2.1　千变万化的耳鸣——耳鸣的分类

耳鸣的分类多种多样，依据不同的分类方法，分为不同的类型，如依据耳鸣的声音能否被他人听见，可分为主观性耳鸣和客观性耳鸣；依据病变部位，可分为耳源性病变和非耳源性病变；依据耳鸣的严重程度，可分为轻微耳鸣、轻度耳鸣、中度耳鸣、重度耳鸣等。

（1）依据耳鸣的声音能否被他人听见进行分类

依据耳鸣的声音能否被他人听见，可分为主观性耳鸣和客观性耳鸣。

主观性耳鸣是指在无声源的环境下，只有患者自身能听到耳鸣声，别人是听不到的，又称自觉性耳鸣。在日常生活中人们所说的"耳鸣"，大多数指的是主观性耳鸣，占耳鸣的95%。主观性耳鸣常是身体的"警报铃"，提醒身体某个部位"出现问题了"，如突发性耳聋、噪声性耳聋、梅尼埃病、耵聍栓塞、分泌性中耳炎、早期听神经瘤等疾病。甚至长期处于工作压力大、生活压力大、情绪低落、失眠易醒等状况也会诱发主观性耳鸣，提醒"心理处于亚健康状态"。

客观性耳鸣与主观性耳鸣不同，它确实有音源，但音源不在外界，而在本人耳部附近的体内。这样的耳鸣可以是自发的，也可以是受伤后诱发的。在临床上分为血管性耳鸣、肌源性耳鸣和气流性耳鸣。客观性耳鸣是一种少见的现象，占耳鸣的 5%，客观性耳鸣不但患者自己能感觉到，而且检查者或旁人亦可听到。

（2）依据病变部位分类

耳鸣依据病变部位可分为耳源性病变和非耳源性病变。

耳源性病变分为外耳病变、中耳病变、内耳病变、听神经病变、脑干或中枢听觉系统病变。外耳病变分为耵聍栓塞、外耳道异物、外耳道炎等，耳鸣程度和外耳道堵塞的程度基本一致。中耳病变分为分泌性中耳炎、粘连性中耳炎、慢性化脓性中耳炎、镫骨肌痉挛（客观性耳鸣）、咽鼓管异常开放（客观性耳鸣）等。内耳病变分为耳硬化症、突发性耳聋、梅尼埃病、老年性耳聋、噪声性耳聋等。听神经病变可分为听神经瘤等。

非耳源性病变可分为心血管疾病、代谢性疾病、神经科疾病、肌源性疾病引起的耳鸣，以及其他因素引起耳鸣的病变。心血管疾病如血管异常者的耳鸣常为搏动性的；引起耳鸣的代谢性疾病有甲状腺功能亢进、甲状腺功能减退、糖尿病等；引起耳鸣的神经科疾病有脑膜炎等；肌源性疾病引起的耳鸣多表现为咔哒声，一般为客观性耳鸣，如镫骨肌和鼓膜张肌痉挛；其他因素如颞颌关节综合征、情绪低落、失眠易醒等也能引起耳鸣。

（3）依据耳鸣的严重程度分类

经研究发现，耳鸣可引起烦躁、焦虑和抑郁等情绪问题，而这些问题又反过来可加重耳鸣，引起慢性耳鸣与情绪障碍的恶性循环。耳鸣严重程度分四个等级，不同程度的耳鸣对人的情绪有不同的影响。

不同程度的耳鸣对患者的影响

耳鸣分级	患者个人感受
轻微耳鸣	耳鸣对其生活不造成影响
轻度耳鸣	耳鸣对其生活有轻微影响，但只要不危及生命，其一般不会理会
中度耳鸣	耳鸣对其生活造成一定的影响
重度耳鸣	耳鸣伴睡眠障碍和情绪障碍（如焦虑及抑郁）

耳鸣还可依据病因分类，分为机械性耳鸣、感染性耳鸣、中毒性耳鸣和变态反应性耳鸣等；依据耳鸣持续时间分类，分为持续性耳鸣和间歇性耳鸣等；依据耳鸣音调分类，分为低调耳鸣、中调耳鸣和高调耳鸣，低调耳鸣声如嗡嗡声和轰轰声等，高调耳鸣声如吱吱声和蝉鸣声等。

1.2.2　耳鸣并不代表有"病"

"'嗡嗡嗡'，我耳鸣了，代表我就是有病吗？"前面已经说过，耳鸣其实是一种症状。"耳鸣"不代表有病，2014 年美国《耳鸣临床应用指南》及国内专家的观点一致认为，可以将有耳鸣的人群分为两类，一类是"耳鸣人群"，另一类是"耳鸣患者"。耳鸣人群和耳鸣患者之间既有区别又有联系，接下来，我们先从它们彼此的定义入手，再谈及它们之间的区别与联系。

（1）为耳鸣人群"正名"

怎样才算是"耳鸣人群"呢？我们先纵观全局，从波兰、塞尔维亚共和国、美国等地获取几组数据。

有学者在波兰的 3 个地区进行调查，共有 10 349 名 17 岁及以上的对象参与该次调查，其中 2080 名调查对象（20.1%）曾有过 5 分钟及以上的耳鸣。

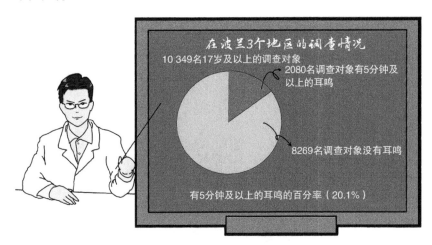

在波兰3个地区的调查情况

10 349名17岁及以上的调查对象

2080名调查对象有5分钟及以上的耳鸣

8269名调查对象没有耳鸣

有5分钟及以上的耳鸣的百分率（20.1%）

在波兰的耳鸣调查情况

有学者调查走访了塞尔维亚共和国贝尔格莱德的中学，获知当地学生耳鸣情况，调查了 771 名中学生，结果显示约有 99 名中学生（12.8%）有过耳鸣经历。

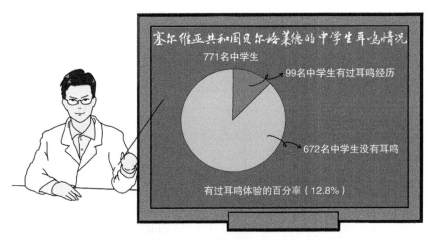

塞尔维亚共和国贝尔格莱德的中学生耳鸣情况

771名中学生

99名中学生有过耳鸣经历

672名中学生没有耳鸣

有过耳鸣体验的百分率（12.8%）

在塞尔维亚共和国贝尔格莱德的耳鸣调查情况

有学者对美国 1999～2004 年健康和营养调查的 14 178 名参与者的资料进行分析，结果显示，3587 名参与者有过耳鸣经历，耳鸣在美国的患病率为 25.3%，相当于美国约有 5000 万名成年人经历过耳鸣。

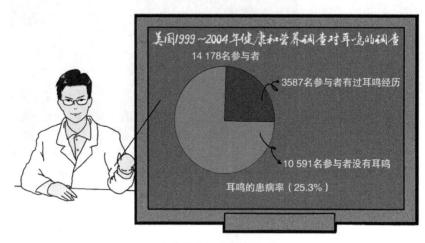

在美国的耳鸣调查情况

看完以上几组数据，你是否在心里暗想，原来世界上有这么多人曾经有过耳鸣的经历！是的！那么这与"耳鸣人群"有什么联系呢，耳鸣人群又是如何定义的呢？

耳鸣人群，经历过耳鸣，但听觉系统"没出问题"，无突发性耳聋、噪声性耳聋、中耳炎、梅尼埃病和听神经瘤等疾病；无明显烦躁、焦虑和抑郁等情绪问题，不存在慢性耳鸣与情绪障碍的恶性循环，约占人群中的 90%。有学者认为，"人的一生中必定会经历一次耳鸣"，指的就是耳鸣人群，所以，其实我们每个人在这一生可能都会经历一次耳鸣，耳鸣是不可怕的！

（2）脑海里有耳鸣的存在——耳鸣患者的心酸

耳鸣患者会出现耳鸣，但这种耳鸣有明显的持续的临床症状，如"高音调声音""低调隆隆声"等，这种耳鸣声令人烦躁不安，伴有明显焦虑和抑郁等情绪问题，存在慢性耳鸣与情绪障碍的恶性循环。去医院就诊时可查出听觉系统某个部位出现问题，或者是因为存在一定的心理因素、服用耳毒性药物或外伤等。

无论是其他疾病导致的耳鸣，还是耳鸣伴发其他疾病，如果这个人看病时挂的是耳鼻喉科，并且跟医生说得最多的是"医生，我有耳鸣"，也就是说耳鸣已经严重影响到这个人的工作和生活，以及他的情绪了，那么这个人就被称为"耳鸣患者"，在人群中的占比为 10%。

（3）耳鸣人群和耳鸣患者，这两者究竟有什么不同？

对耳鸣人群及耳鸣患者大家心中已有了初步的概念，接下来，我们用一个列表简单说明耳鸣人群及耳鸣患者之间的区别。

耳鸣人群与耳鸣患者的区别

耳鸣人群	耳鸣患者
会出现耳鸣，但很快会消失	会出现耳鸣，但这种耳鸣有明显的持续的临床症状
听觉系统"没出问题"	听觉系统某个部位出现问题，或者存在其他因素导致耳鸣
无明显烦躁、焦虑和抑郁等情绪问题	耳鸣声令人烦躁不安，伴有明显焦虑、抑郁等情绪问题
约占人群中的 90%	约占人群中的 10%

同样的，耳鸣人群与耳鸣患者之间并不是平行线，而是相交线，也就是说，耳鸣人群的耳鸣逐渐加重，如当甲的耳鸣影响到其生活和工作，并诱发了情绪问题，从而导致恶性循环时，他可能每天都会在唠叨"我的耳鸣好严重""我有耳鸣好辛苦""这个耳鸣让我很难受，让我的生活都没有了乐趣"，那么此时，原本隶属于"耳鸣人群"的甲，即转化成为"耳鸣患者"。

同理可得，隶属于"耳鸣患者"的乙，经过一段时间的治疗后，他慢慢习惯了这种耳鸣的声音，耳鸣声对他的生活与工作不会造成特别大的影响，逐渐地，他很少出现或者是不再出现烦躁、抑郁和焦虑等情绪问题，那么此时，乙就从"耳鸣患者"转化为"耳鸣人群"。

这也是 2014 年美国《耳鸣临床应用指南》及国内专家给出的耳鸣治疗原则之一，即不以消除耳鸣为第一目标，而以"减轻耳鸣带来的情绪问题，适应耳鸣声"为第一目标，使耳鸣患者逐渐摆脱烦躁、抑郁和焦虑等情绪问题，逐渐转化成为耳鸣人群。同时，避免不当的治疗加重耳鸣人群的症状，加重情绪问题，导致其转化成耳鸣患者。治疗原则及其手段会在后述章节提及。

（张志钢　杨海弟　高敏倩）

1.2.3　数据说明问题——耳鸣的流行病学

目前，大部分耳鸣流行病学资料主要来自于欧洲地区、美洲地区及西太平洋地区，少部分资料来自于东南亚地区及非洲地区。我们团队在郑亿庆教授的领导下，于 2015 年 10 月至 2016 年 2 月连续 5 个月对广东省进行了首个大规模的耳鸣流行病学调查，采用流行病学常用的容量比例概率（PPS）抽样方法在广东省进行多点抽样，共有 3705 名成年居民接受调查，发现广东省的耳鸣标准化患病率是 9.58%。我们可以发现，耳鸣是人群中的一种常见症状。

我们的调查发现耳鸣患病率在 40 岁以后随着年龄的增长逐渐上升，其中年龄 ≥ 70 岁的年龄组患病率最高，高达 16.43%。

我们的研究显示，耳鸣患病率在广东省具有明显的地域差异：城市明显高于农村，经济发达地区如深圳南山区（20.28%）及佛山顺德区（17.96%）等的耳鸣患病率明显升高，而经济欠发达地区如揭阳惠来县（2.80%）及茂名高州市（1.64%）明显偏低；经济发达区域如珠三角（12.38%）的耳鸣患病率最高，但经济欠发达区域，如粤东区域（5.37%）的耳鸣患病率则相对较低。

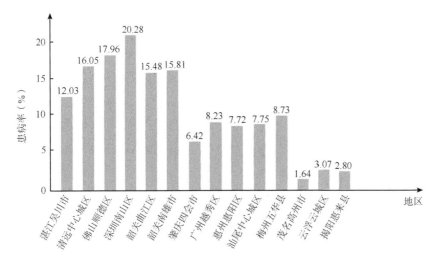

广东省各地区耳鸣患病率

综合上述研究提示，耳鸣患病率与经济发展相关，在经济发达地区，耳鸣患病率升高，而在经济欠发达地区，耳鸣患病率则下降。耳鸣患病率与经济发达程度呈正相关，随着经济的高速发展及城市化的不断进展，如果不加以防范，耳鸣患病率也会呈现增高的趋势，增加社会经济和人们精神负担。

近年来，人们的生活及工作节奏加快，压力增大。长期的精神过度紧张，容易引起自主神经功能紊乱和抑郁，患上各种身心疾病，促使耳鸣的发生。随着人们生活水平的提高，不规律或不健康的饮食习惯较前增加，因此而引发的心脑血管疾病、高血压、高血脂、动脉硬化的患病率升高，从而引起耳鸣的发生；不容忽视的是环境污染较以前严重，特别是噪声污染成为耳鸣发生的一个重要因素。因此，耳鸣是由多因素引发的。

（郭焕萍　杨海弟）

1.2.4 三个问题——耳鸣、听觉过敏、幻听

然而，人们常会混淆耳鸣、听觉过敏和幻听的概念。接下来，我们将配合表格简单叙述这三者的区别与联系。

耳鸣，多为听觉系统"出问题"所导致的，指的是患者在外界无相应的刺激存在时对声音的主观感觉，"声音"是从耳朵发出来的，这种"声音"是无意义的，如"咔咔声""嗒嗒声"等，实质是大脑听觉系统异常处理后的结果。

听觉过敏，外界对听觉器官有轻微的刺激，患者就会觉得特别不舒服，这就是听觉敏感的人群。这种"声音"在现实生活中是存在的。例如，甲患有听觉敏感，乙听觉正常，丙用同样小的声音与甲、乙说话，乙可能听不清甚至要求丙用足够大的声音复述一遍，但此时甲会觉得丙的声音特别刺耳，甚至忍受不了而选择离开。

幻听，外界无对听觉器官产生任何刺激的情况下，患者自己觉得"听到声音"，这种"声音"是有意义的，如听到有人喊"救命"（但现实生活中并没有人喊救命），可以说是患者自己臆想出来的，这属于一种精神症状。

耳鸣、听觉过敏、幻听的区别

	耳鸣	听觉过敏	幻听
外界对听觉器官有刺激吗？	无	轻微刺激	无
这种声音有意义吗？	无意义	现实生活存在	有意义
这种声音揭示了什么？	大脑听觉系统异常处理后的结果	外界声音引起的较强的异常神经兴奋	患者臆想，属于精神症状

多种因素均可以导致耳鸣，所以这给耳鸣的治疗带来了一定的困难，耳鸣、耳聋和眩晕合称为耳科临床最为常见且最为难治的三大症状，这就意味着"耳鸣是不治之症"吗？并不是的。下述章节，将从科普的角度为您揭秘——耳鸣到底是如何形成的。

（杨海弟　艾东亮　高敏倩）

2

认识耳鸣，从消除误解开始

❖ 2.1 耳鸣是种病吗？

2.1.1 耳鸣是一种常见症状

"耳鸣是种病吗？"很多人都会问这个问题，如果耳鸣是病，那么为什么有些人患有耳鸣却"长命百岁"呢？如果耳鸣不是病，那么为什么有这么多人因为耳鸣而"生不如死"呢？耳鸣，究竟是"何方神圣"呢？

耳鸣，其实是在一种没有外界声源刺激下，耳内主观上有声音感觉的一类症状，这是一种常见症状，也是日常生活中绝大部分人都经历过的症状。

耳鸣可以是听觉通道各部位损伤后引起的，也可作为许多疾病的伴发症状，由各种各样的疾病引起。突发性耳聋、噪声性耳聋、中耳炎、梅尼埃病、咽鼓管功能障碍（咽鼓管功能不良、咽鼓管异常开放）、镫骨肌痉挛等疾病均可导致耳鸣。

迄今为止，耳鸣、耳聋和眩晕是耳鼻喉科的三大难题，耳鸣发病率高，在国内占耳科门诊患者的80%，国外有35%～45%的人经历过耳鸣，而且至少8%的人耳鸣会影响睡眠和工作，另外还有0.5%～1.0%的人耳鸣严重影响其正常生活。

2.1.2　耳鸣不可怕

　　若上文所述得出的结论是，耳鸣是个可怕的魔鬼？这可就大大冤枉耳鸣了。有很多时候耳鸣都作为患者的第一主诉，而且就诊时通常能发现导致耳鸣的原发病因。那说明什么呢？其实就说明了耳鸣是人体的一个"警钟"，提示你的身体某个部位可能出现了问题，要赶紧重视起来，耳鸣声就是想要发出这样的信号。而且，耳鸣也是一些严重疾病的首发症状，如听神经瘤。因此，每当耳鸣声响起时，你就要问问自己，"我的身体的某个部位是不是出现问题了？"。

　　2017 年的诺贝尔生理学或医学奖获得者深入钻研人体生物钟，并阐释了人体是如何调节自身的生物节律的。他们认为，人体有一种"时钟基因"，调控人体日常睡眠和饮食的均衡。一旦身体生物节律与地球昼夜更替不同步时，肥胖、高血压、高血脂、糖尿病等疾病即接踵而来。他们强调的是，遵循"时钟基因"设定好的时间，在正确的时间做正确的事情。

　　事实上，大家可以将其类比耳鸣，并不是说耳鸣调控人体日常睡眠和饮食。耳鸣与"时钟基因"相似的一点是，耳鸣的出现通常提示身体某个部位出现问题了，所以这时候人们也要"在正确的时间做正确的事情"，耳鸣出现后立即就医，寻找原发病因，积极治疗。为了让大家更好地了解"耳鸣"，接下来，我们会从西医角度为大家揭秘耳鸣那些事儿！

（陈穗俊　杨海弟　高敏倩）

✚ 2.2 耳鸣是怎样形成的?

2.2.1 耳鸣提示内耳"卒中"——突发性耳聋

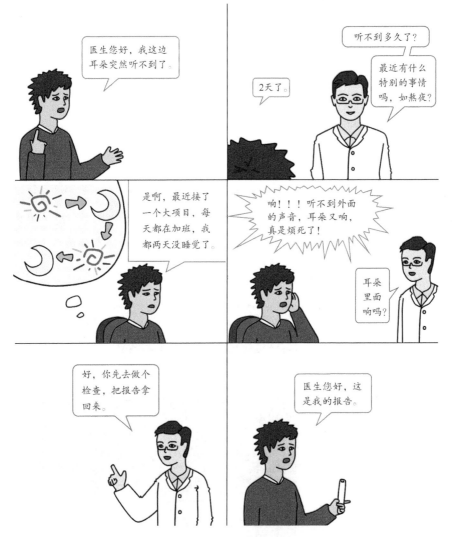

关于突发性耳鸣的漫画

21

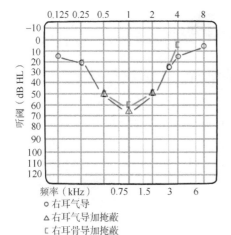

○ 右耳气导
△ 右耳气导加掩蔽
⌐ 右耳骨导加掩蔽

右侧纯音听力图提示右耳突发性耳聋

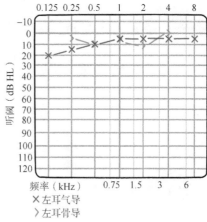

✕ 左耳气导
⟩ 左耳骨导

左侧纯音听力图提示左耳听力正常

知识链接　　　　　　　**突发性耳聋是什么？**

中华医学会耳鼻咽喉头颈外科学分会对突发性耳聋的定义：72 小时内突然发生的、原因不明的、感音神经性听力损失，至少在相邻的两个频率听力下降≥20 dB HL[摘自《突发性聋诊断和治疗指南（2015）》]。

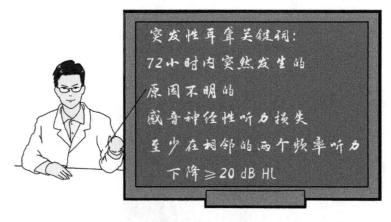

突发性耳聋的关键词

漫话耳鸣

敲黑板，划重点：72 小时内突然发生的、原因不明的、感音神经性听力损失，至少在相邻的两个频率听力下降≥ 20dB HL。突发性耳聋通常发病迅速，耳聋在几分钟、几小时、3 天内迅速加重，一般以单侧为主。所谓原因不明，指的是在医学上还没有查明突发性耳聋的原因，可能与病毒感染和内耳微循环障碍有关，工作或生活压力过大、失眠易醒、情绪波动大等情况也有可能诱发突发性耳聋。感音神经性听力损失一般指的是"内耳出现问题了"，突发性耳聋也被称为内耳"卒中"。

简单来讲，突发性耳聋就是在短短 72 小时内内耳"卒中"了！

（1）突发性耳聋和耳鸣有关系吗？

上文提到的患者感觉自己"听不到外面的声音，耳朵又响"，"而且感觉很烦躁"，那突发性耳聋和耳鸣有关系吗？有的！国外有研究表明，突发性耳聋患者有 80% 伴发耳鸣，而我国研究则表明，突发性耳聋患者有约 90% 伴发耳鸣，所以，突发性耳聋伴耳鸣其实是非常常见的。

但是，通过大量的文献查阅，我们发现以下几点：不同耳鸣程度与听力损失程度、听力曲线类型分布情况是不存在明显相关性的，也就是说，虽然突发性耳聋普遍伴发耳鸣，但是突发性耳聋的听力损失严重程度（轻度、中度、重度、极重度听力损失）、听力曲线类型分布情况（低频下降型、高频下降型、平坦下降型、全聋型纯音听力图）与耳鸣严重程度无明显关系，突发性耳聋普遍伴发耳鸣（有耳鸣），但是耳鸣程度不一。

（2）突发性耳聋伴发的耳鸣特点

突发性耳聋伴发的早期耳鸣为单调的、持续性耳鸣，在嘈杂环境中也能听到耳鸣声，这种耳鸣声导致其注意力难以集中。耳鸣以高调声为主，最常见的耳鸣频率是 8000Hz，次常见为 4000Hz，有人将其描述为蝉鸣声；也可见 250Hz 的耳鸣声，表现为刮风声和嗡嗡声。耳鸣响度多为 10dB SL、15dB SL，部分为 5dB SL，有些耳鸣强度较大，甚至可达到 25dB SL。

此外，高调耳鸣声会影响患者睡眠，若同时伴发眩晕、恶心和呕吐等，患者更容易产生烦躁情绪。耳鸣程度的轻重对患者的心理状态也会有一定的影响，耳鸣程度越严重，患者抑郁、焦虑等不良情绪也越严重。

实际上，突发性耳聋伴发的耳鸣是一场"及时雨"。突发性耳聋发生时，我们的内耳会突然被"洗劫一空"，此时接收到的声音信息骤降，感觉到有问题的内耳迅速地进行"上传下达"，即向大脑"报警"，"内耳出问题了，赶紧给点帮手"，大脑收到信息后，马上对听力损失进行代偿，同时用耳鸣声告诉"自己"（患者本人），"内耳出问题了，赶紧去看医生"，这时候的人体就好像是一个集团一样，各方井然有序，通力合作面对"身体危机"。

（3）突发性耳聋伴耳鸣患者的预后

上文已述，突发性耳聋伴发的耳鸣是"及时雨"，国外专家研究得出，有 80% 的突发性耳聋伴发耳鸣的患者，其听力都恢复至 15dB HL 及以上。

另外，突发性耳聋伴发耳鸣患者，对比其听力恢复良好与否与耳鸣的关系发现，突发性耳聋的听力恢复良好的患者，其耳鸣响度在听力恢复期逐渐下降，但听力恢复较差的患者表示耳鸣仍然持续不断、从未减弱。这从侧面印证了突发性耳聋伴发的耳鸣更多地代表了听觉系统修复程度的一种声音信号。

知识链接 **怎么判断突发性耳聋的轻重程度和频率？**

突发性耳聋多为单侧发病，轻重程度不一，听力损失频率不一。现在医学上将突发性耳聋分为低频下降型、高频下降型、平坦下降型和全聋型。

我们用以下这个表格配以纯音听力图简单说明：

突发性耳聋分型

低频下降型	高频下降型	平坦下降型	全聋型
1000Hz 及以下频率听力下降	2000Hz 及以上频率听力下降	所有频率听力下降	所有频率听力下降
250Hz、500Hz 处听力损失 ≥ 20dB HL	4000Hz、8000Hz 处听力损失 ≥ 20dB HL	250 ～ 8000Hz 平均听阈 ≤ 80dB HL	250 ～ 8000Hz 平均听阈 > 81dB HL

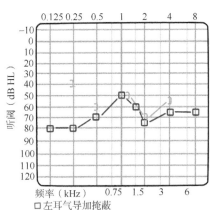

□ 左耳气导加掩蔽
⅃ 左耳骨导加掩蔽
⅃ 左耳骨导加掩蔽 最大输出无反应

低频下降型

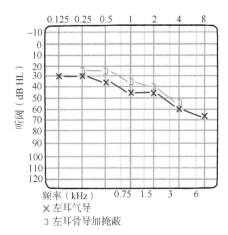

× 左耳气导
⅃ 左耳骨导加掩蔽

高频下降型

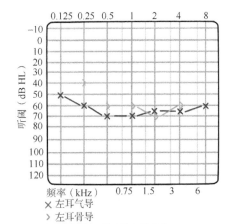

× 左耳气导
> 左耳骨导
> 左耳骨导 最大输出无反应

平坦下降型

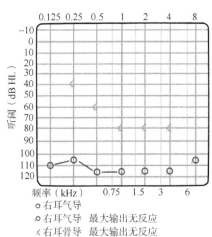

○ 右耳气导
○ 右耳气导 最大输出无反应
< 右耳骨导 最大输出无反应

全聋型

一般而言，在临床上纯音听力图的 PTA 仅是表示 500、1000、2000、4000Hz 四个频率的纯音平均听阈。在临床上人们常能看到部分不列入计算纯音平均听阈的频率（如 250Hz），该频率的听阈级骤降，但其500、1000、2000、4000Hz 四个频率的纯音平均听阈仅在 25 ~ 40 dB HL，即仅表示轻度感音神经性听力损失。因此，如果只是单纯的关注纯音听力图上的"轻度感音神经性听力损失"，则有可能会轻视该疾病，从而延误适宜治疗时机。

下图我们为大家展现出不同程度的听力损失。

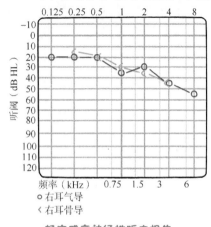

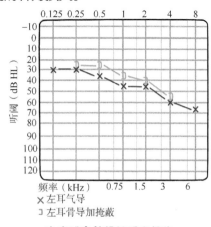

轻度感音神经性听力损失

中度感音神经性听力损失

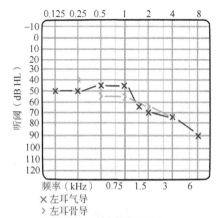

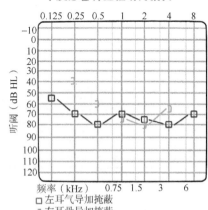

中重度感音神经性听力损失

重度感音神经性听力损失

突发性耳聋对人体影响这么大，那到底是
什么原因导致了突发性耳聋呢？

虽然在医学上尚未查明突发性耳聋的原因，但在国内外普遍认为内耳的血液循环障碍、病毒感染、高血压、糖尿病、冠心病、其他脑血管疾病、自身免疫性疾病、不良心理因素（如过度焦虑、抑郁、过度紧张、过度疲劳、情绪波动幅度大）等均是引起突发性耳聋的危险因素，尤其是内耳的血液循环障碍和病毒感染是引起突发性耳聋的重要危险因素。

我们就曾经在临床上遇到一名中年女性，与家人发了一顿脾气后，出现了右侧突发性耳聋，分析其原因为情绪波动幅度过大导致机体激素分泌异常，内耳毛细胞急性缺血、缺氧，从而引起突发性耳聋。综合治疗10天后患者听力恢复良好，出院时嘱其平日里要控制好情绪，不要过于激动。

27

2.2.2　耳朵闷胀？耳朵流水？脑内有声？小心是中耳炎

（1）中耳炎分类

依据中华医学会耳鼻咽喉头颈外科学分会耳科学组、《中华耳鼻咽喉头颈外科杂志》编辑委员会耳科组《中耳炎临床分类和手术分型指南（2012）》，中耳炎可以分为分泌性中耳炎、化脓性中耳炎、中耳胆脂瘤、特殊类型中耳炎。其中，特殊类型中

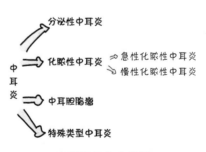

中耳炎的临床分型

耳炎包括真菌性中耳炎、坏死性中耳炎、放射性中耳炎、气压性中耳炎。

耳鸣是中耳炎患者的常见症状之一，但是不同类型的中耳炎，呈现出来的耳鸣也是不一样的。因此，下面将分别讲述分泌性中耳炎和化脓性中耳炎的耳鸣特点。

（2）儿童易发——分泌性中耳炎

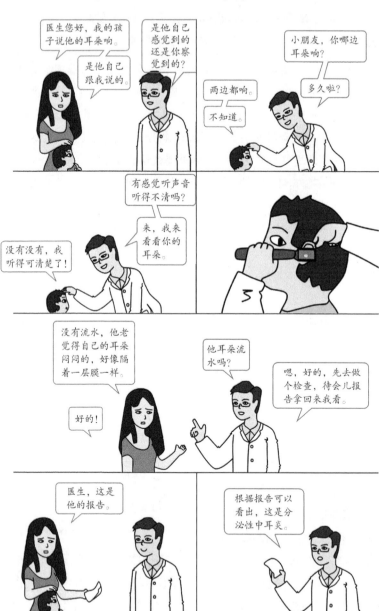

关于分泌性中耳炎的漫画

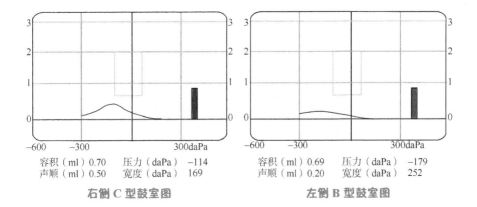

| 容积（ml）0.70 | 压力（daPa）−114 |
| 声顺（ml）0.50 | 宽度（daPa）169 |

右侧 C 型鼓室图

| 容积（ml）0.69 | 压力（daPa）−179 |
| 声顺（ml）0.20 | 宽度（daPa）252 |

左侧 B 型鼓室图

双耳同侧及对侧声反射

双侧声反射	刺激声频率（Hz）			
	500	**1000**	**2000**	**4000**
右耳同侧声反射	95	95	90	95
右耳对侧声反射	NR	NR	NR	NR
左耳同侧声反射	NR	NR	NR	NR
左耳对侧声反射	NR	NR	NR	NR

注：NR. 无反应。

1）为什么儿童易患分泌性中耳炎？

分泌性中耳炎是以听力下降和鼓室积液为主要特征的中耳非化脓性炎性疾病。依据上述定义，我们来划重点，分泌性中耳炎有两个特征，一个是听力下降，另一个是鼓室积液。分泌性中耳炎是中耳非化脓性炎性疾病。耳内镜下可见气泡或液平。

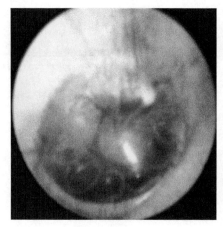
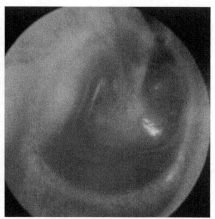

耳内镜下见气泡   耳内镜下见液平

30

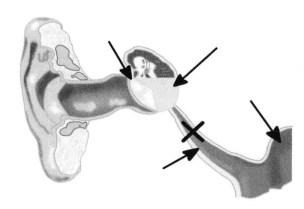

咽鼓管功能障碍可能引起分泌性中耳炎

　　分泌性中耳炎最常见于儿童，84%的儿童曾经患过一次分泌性中耳炎，50%的儿童曾经患过三次分泌性中耳炎，甚至有 25%的儿童曾经患过六次及以上的分泌性中耳炎。分泌性中耳炎最常见的致病原因是咽鼓管功能障碍，而儿童的咽鼓管较成人更短、平、直，鼻涕等分泌物容易通过咽鼓管途径进入中耳腔，引起炎症。加上儿童的腺样体肥大和扁桃体肥大等因素容易导致咽鼓管开口的机械堵塞，使中耳腔引流不畅，从而导致中耳炎的发生。

分泌性中耳炎的病理变化

在分泌性中耳炎早期，会形成鼓室负压，黏膜充血、肿胀，导致血管通透性增加，鼓室内出现漏出液。在分泌期，表现为腺体增加、分泌亢进，此时出现中耳积液，其多为漏出液、渗出液、分泌液的混合液。退化期有两个去向，一个是疾病恢复期，即腺体逐渐退化，分泌物减少，黏膜逐渐恢复正常，听力也随之恢复；另一个是继发粘连性中耳炎、胆固醇肉芽肿。

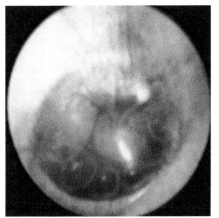

分泌期早期

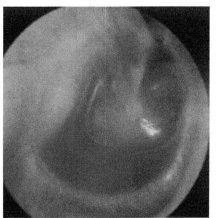

分泌期

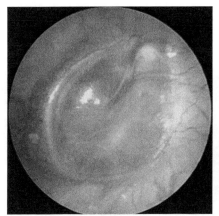

疾病恢复期

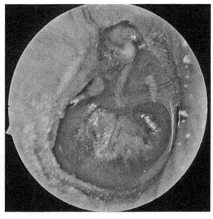

继发粘连性中耳炎

分泌性中耳炎在临床上主要表现为听力下降、耳鸣、耳闷塞感、轻微或无耳痛。主要为传导性听力损失，但如果中耳内的病菌通过圆窗膜"窜到"内耳，就会引起混合性听力损失，鼓室图则多呈现 B 型或 C 型鼓室图，具体如下图所示。

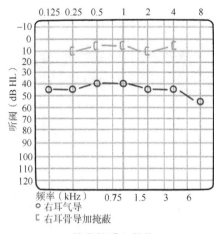

右耳气导
右耳骨导加掩蔽

传导性听力损失

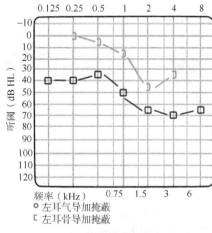

左耳气导加掩蔽
左耳骨导加掩蔽

混合性听力损失

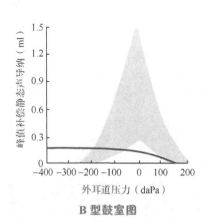

B 型鼓室图

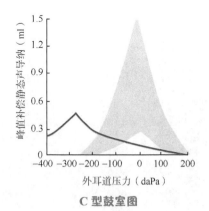

C 型鼓室图

2）耳鸣——发现分泌性中耳炎的"窗口"

分泌性中耳炎伴耳鸣的发病率为 74.33% ～ 83.8%，因此，耳鸣经常成为患者就诊时的第一主诉，即耳鸣是发现分泌性中耳炎的一个"窗口"。

分泌性中耳炎多伴发主观性耳鸣，这种主观性耳鸣声大多是单调的、持续性的，可以是蝉鸣声、轰轰声、风吹过的声音、流水声等。虽然患者主观上觉得这种耳鸣声是高调的，但是实际上耳鸣频率匹配得出的结果却是低频的，频率为 120 ～ 2000Hz，有研究表明，其平均值在（1623.0±1371.5）Hz，最常见的是 500Hz，其次是 250Hz。

（3）不可小觑的化脓性中耳炎

1）化脓性中耳炎是什么？

化脓性中耳炎是中耳黏膜的化脓性炎症，急性化脓性中耳炎好发于儿童，冬春季多见，常继发于上呼吸道感染，多为金黄色葡萄球菌感染，早期鼓室呈现出负压状态，中耳鼓室的炎性渗出物逐渐变为脓性，随后鼓膜穿孔，耳朵流脓。如果急性化脓性中耳炎失治或误治，迁延不愈，将会发展为慢性化脓性中耳炎。

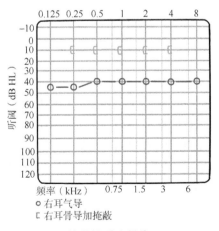

○ 右耳气导
匚 右耳骨导加掩蔽

传导性听力损失

化脓性中耳炎临床表现主要为低调耳鸣、耳闷塞感、耳流脓（慢性化脓性中耳炎更是呈现出反复耳流脓的状态）、听力下降（传导性听力损失、混合性听力损失）、耳痛，这里的耳痛是剧烈的，特别是在鼓膜穿孔前。鼓膜穿孔后脓液通过鼓膜穿孔处流出来，耳痛减轻，同时伴有不同程度的全身症状，如发热，这些症状也在鼓膜穿孔后减轻。

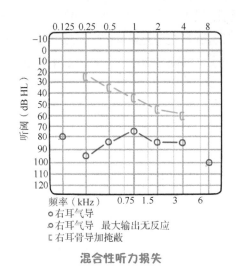

混合性听力损失

2）耳鸣——提醒中耳化脓

化脓性中耳炎的耳鸣发病率约为 50%，略低于分泌性中耳炎的耳鸣发病率。急性化脓性中耳炎和慢性化脓性中耳炎的耳鸣表现出来的形式是不一样的，急性化脓性中耳炎的耳鸣更多表现为扑通声，但慢性化脓性中耳炎的耳鸣表现更多的是汽笛声、哗啦声和流水声。然而，与分泌性中耳炎一样，患者可能会觉得"听到高调持续的耳鸣声"，但实际上耳鸣匹配得出的结果也是低频的，频率为 120～2000Hz，其平均值为（1049.0±763.6）Hz，最常见的是 500Hz。匹配后的耳鸣强度在 2～6dB SL，多在 5dB SL，平均（3.3±2.4）dB SL。

2.2.3 总感觉"听到风声"，可能是膜迷路积水

医生您好，我右边耳朵响。

那种嗡嗡响的声音。

持续很久了，最近3个月比较严重。

天旋地转，难受。

具体是什么声音？

持续多久了？

晕不晕？

从你第一次晕到现在有多久了？

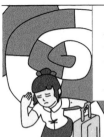

断断续续晕了十几年了，第一次晕是十几年前，那是我第一次去到A市，晕了大概20分钟，我没理它。

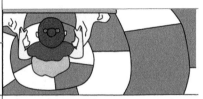

第二次晕是四年前，我在家弄窗帘的时候突然就晕了，大概晕了30分钟。

最近晕的次数比较多，而且都是晕一整天，就是天旋地转的那种晕。

我自己倒没什么感觉，但是家里人说跟我聊天要大声一点了。

有没有感觉听力下降？

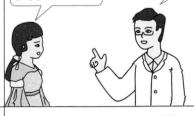

好的，现在你先去查一下听力，然后把报告拿回来给我看。

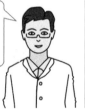

医生您好，这是我的报告。

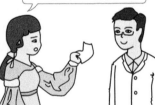

有关膜迷路积水的漫画

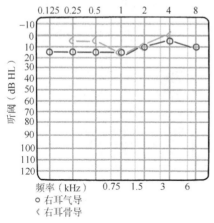

频率（kHz） 0.75 1.5 3 6
○ 右耳气导
＜ 右耳骨导

右侧纯音听力图提示右耳听力正常

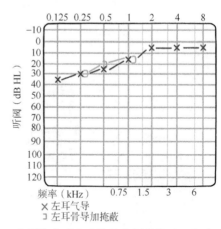

频率（kHz） 0.75 1.5 3 6
× 左耳气导
⊐ 左耳骨导加掩蔽

左侧纯音听力图提示左侧低频听力下降

（ 1 ） 梅尼埃病是什么？

医学上是这样解释的：梅尼埃病是一种特发性膜迷路积水的内耳疾病，曾称美尼尔病，表现为反复发作的旋转性眩晕，眩晕可伴恶心呕吐，波动性感音神经性听力损失，常表现为低频听力下降，伴耳鸣和（或）耳闷塞感。梅尼埃病多发于 30～50 岁的中青年人，男女发病无明显差别。

什么是膜迷路积水？什么又是反复发作的旋转性眩晕？什么是波动性感音神经性听力损失？有耳鸣就代表是梅尼埃病吗？接下来，我们将逐一解释。

1）膜迷路积水等于水积聚在膜迷路里面吗？

在谈膜迷路积水之前，我们先来了解一下人耳的结构。谈到耳朵的时候，我们一般只了解耳廓和外耳道，有些人还会了解到鼓膜。但其实我们有外耳、中耳、内耳，平日所见所谈都只是属于外耳的部分。

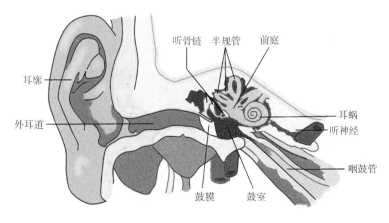

听骨链　半规管　前庭

耳廓

外耳道

耳蜗

听神经

咽鼓管

鼓膜　　鼓室

外耳、中耳、内耳的结构

内耳里面有膜迷路和骨迷路，骨迷路和膜迷路之间有外淋巴，膜迷路里面则有内淋巴。我们都知道"淋巴"，而淋巴结肿大常提示局部有炎症，那膜迷路里面的内淋巴和膜迷路积水也有关系吗？答案是肯定的。内淋巴管机械阻塞、内淋巴吸收障碍、内耳缺血、内淋巴囊功能紊乱等状况，都有可能导致内淋巴产生和吸收失衡，导致"水滞留并积聚在内耳里"，这就是膜迷路积水。因此，也有人们称梅尼埃病是"耳水不平衡"。

内耳的压力过高，就好像血管里面压力过高而导致高血压，因此也可以将梅尼埃病理解为"内耳得了高血压"。

37

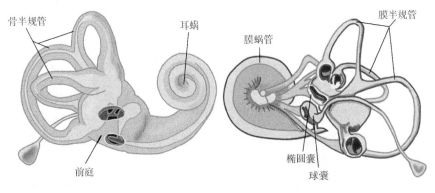

骨半规管

耳蜗

膜蜗管

膜半规管

前庭

椭圆囊

球囊

内耳里面的膜迷路和骨迷路

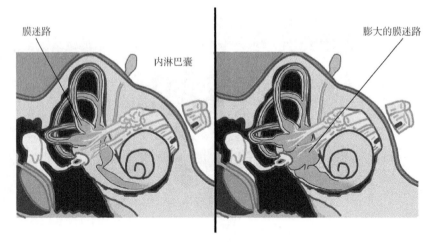

膜迷路   内淋巴囊   膨大的膜迷路

膜迷路积水

2）梅尼埃病的重要特点：反复发作的天旋地转，晕头转向

旋转性眩晕是指突然间的天旋地转，感觉到周围环境沿着一定的方向上下浮动、左右摆动。感觉到自己在空间内转动，我们将其称为主观性眩晕；感觉到周围的景物围绕着自己在转，我们将其称为客观性眩晕。眩晕时走路不平衡，走得不稳，可同时伴有恶心、呕吐、面色苍白、出冷汗等，但这时候意识还是清醒的，很清楚地知道自己在晕，这是内耳疾病特有的症状。眩晕一般持续 30 分钟，有的可以长达几个小时。一般 2～3 小时会进入缓解期，但缓解期也可能会出现不平衡或者是不稳感。

梅尼埃病患者都会表示"眩晕十几年"，但并不是持续眩晕十几年，而是在十几年前眩晕一次，几年前又眩晕一次，几个月前又眩晕一次，这就是临床上所说的反复发作的眩晕。梅尼埃病的眩晕特征为眩晕复发次数越多，持续越长，间歇越短。

但并不是所有的晕都是眩晕，眩晕和头晕是有区别的。头晕为头昏昏沉沉，头昏脑涨的感觉，如贫血、颈椎病、心血管病、睡眠不足等诱发的头昏脑涨的感觉都是头晕。此外，低血压突然站立后感觉双眼发黑、头冒金星，或者是其他原因导致的短暂意识丧失，这些情况则是晕厥。下面的表格可以帮助大家简单区分旋转性眩晕、头晕和晕厥。

旋转性眩晕、头晕和晕厥的区分

旋转性眩晕	头晕	晕厥
天旋地转，伴恶心、呕吐	头昏昏沉沉、头昏脑涨	双眼发黑、头冒金星
意识清醒	意识清醒	意识短暂丧失

3）上下浮动的听力：波动性感音神经性听力损失

梅尼埃病早期眩晕发作时自觉听力明显下降，间歇时听力下降可恢复，这就是波动性听力损失。梅尼埃病患者一般会表现为单侧的低频听力下降，有些低频下降不明显，纯音听力图表现为"纯音平均听阈在正常范围内"；有些低频下降明显，纯音听力图表现为"感音神经性听力损失"。但是，发病 5～10 年后，纯音平均听阈可能达到 50～60dB HL，言语识别率降低到 50%～60%，因此，梅尼埃病的治疗是刻不容缓的。

由于个体差异性，每个人对声音感知的敏感度也是不同的，有些梅尼埃病患者在早期并不觉得自己听力有所下降，但有些患者能够对轻微的听力下降有明显的感觉。

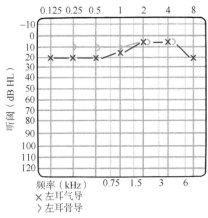

左侧纯音听力图提示:左侧听力正常

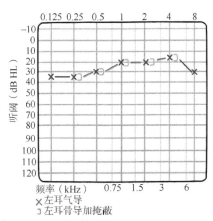

左侧纯音听力图提示:左耳轻度感音神经性听力损失

小·故事："梅尼埃病"名称的由来

1861年，法国有一位医生叫Prosper Ménière，他首先发现了迷路疾病会导致眩晕、耳鸣、听力下降，后来人们为了纪念他，以他的姓命名该病，即"梅尼埃病"。

（2）梅尼埃病伴发的耳鸣可提示内耳出现问题

有耳鸣并不代表就患有梅尼埃病，但通常而言耳鸣都是梅尼埃病的首发症状，即耳鸣提示内耳"得了高血压"，但是，耳鸣与眩晕的发作频率和持续时间无太大的关系。

另外，国外研究表明，随着梅尼埃病的发展，耳鸣会越来越严重，听力下降也会导致耳鸣强度的增大，焦虑和处于强压力状态下也会导致耳鸣的加重。

综上所述，耳鸣可以提示内耳可能出现了问题。因此，当有耳鸣时，我们一定要积极就医，找出引发耳鸣的根源。

（3）梅尼埃病伴发的耳鸣似"听到风声"。梅尼埃病伴发的耳鸣频率和强度是怎样的？

梅尼埃病伴发的耳鸣一般会出现在眩晕发作前，大部分患者一开始是单侧的低频耳鸣声，如嗡嗡声、吹风声、流水声，总感觉自己"听到风声"，还有人将这种耳鸣声比喻成为"来自大海的声音"，研究表明，临床上匹配到的耳鸣频率大多为125～250Hz。

随着梅尼埃病的发展，部分患者会出现高频高音调的耳鸣声，如蝉鸣声、哨声、汽笛声等。此外，耳鸣声还分有"纯音性"和"噪声性"，这里不再详述。

我们结合临床及翻阅国外文献，耳鸣强度一般为5～9 dB SL、0～4 dB SL，部分人的耳鸣强度≥15 dB SL。这里要注意的是，不同的耳鸣强度、耳鸣频率和听力是没有关系的。

注：SL 的意思是感觉级（sense level），临床上耳鸣 dB SL 计算方式为耳鸣频率处的听阈级（dB HL）减去耳鸣强度对应的 dB HL。

（4）梅尼埃病伴发的耳鸣是一直在响还是断断续续地响呢？

国外学者研究得出，梅尼埃病患者在听力比较好的时候（纯音平均听阈在 30 dB HL 内），耳鸣更多的是表现为"间断性"，即有时出现，有时消失；而在听力逐步下降（纯音平均听阈 30 ～ 60 dB HL）时，有可能会表现为持续耳鸣，也有可能表现为短暂耳鸣；但当听力较差（纯音平均听阈在 60 dB HL 以上）时，耳鸣更多地表现为持续性，也就是说患者自己经常感觉到耳鸣。

（5）先治疗耳鸣还是先治疗梅尼埃病？

41

梅尼埃病所伴随的耳鸣的出现是提示内耳"得了高血压"，耳鸣、耳闷塞感、听力下降、眩晕都是梅尼埃病表现出来的不同症状，所以不可以将耳鸣和梅尼埃病分开来治。在这里要再次强调，耳鸣不代表就是梅尼埃病，眩晕也不代表就是梅尼埃病，当眩晕与某个体位相关时可能要考虑良性阵发性位置性眩晕，低频听力骤降伴耳鸣也不代表是梅尼埃病，也有可能是早期突发性耳聋。

因此，当出现耳鸣、眩晕、听力下降等时，首要的选择是看医生，在专业判断的前提下才能做到专业、综合地治疗梅尼埃病。

2.2.4 持续耳鸣？可能是脑内长瘤

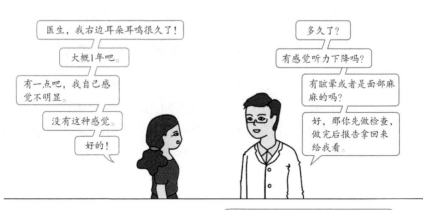

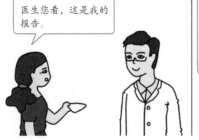

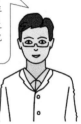

关于听神经瘤的漫画

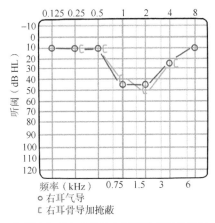

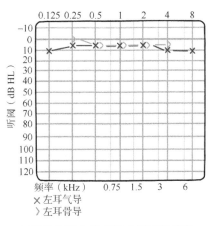

右侧纯音听力图提示:右耳轻度感音神经性听力损失，表现为"谷型"听力下降曲线

左侧纯音听力图提示:左耳听力正常

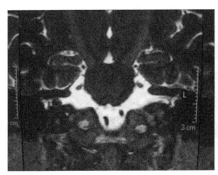

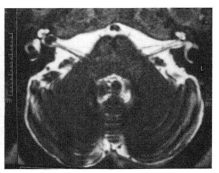

MRI 检查确诊右侧 0.4cm×0.5cm 微小听神经瘤

看完上面关于听神经瘤的漫画，大家可能会觉得很奇怪，听神经瘤又是什么瘤？它与耳鸣之间是个怎样的关系呢？下面我们将一一为大家解释。

（1）听神经瘤的定义

听神经瘤是一种良性肿瘤，多来源于过度生长的施万（Schwann）细胞，施万细胞在正常状态下包裹着神经纤维，起到保护及隔离作用。听神经瘤是比较常见的颅内神经鞘瘤，也称前庭神经鞘膜瘤，占脑桥小脑角肿瘤的 80%～90% 及颅内肿瘤的 6%～8%。

听神经瘤尽管属于良性肿瘤，但如果肿瘤压迫或牵张听神经或损害了供血的动脉，听力可能会逐步下降，也有可能骤降，表现为突发性耳聋。而且，在研究中发现，突发性耳聋可能是微小听神经瘤的最初表现。

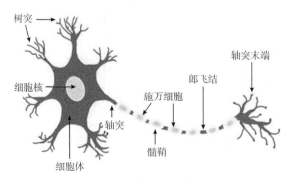

典型的神经元结构

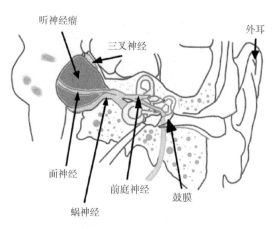

听神经瘤的位置

随着听神经瘤的逐渐增大，听神经瘤会沿着听神经生长，向脑内发展，这时候可能会压迫脑干和小脑，影响脑脊液循环并出现脑积水症状。因此，听神经瘤的早期诊断是必要的，也提醒大家，这时候的耳鸣也是很重要的，因为它是一个提醒有早期听神经瘤的信号。

听神经瘤，顾名思义是长在听神经上的瘤吗？事实上，我们的内听道里有四根神经，分别是听神经、前庭上神经、前庭下神经和面神经。听神经瘤很少真正地来源于听神经，更多的是来源于前庭上神经和前庭下神经。

此外，内听道是一个很小的管道，正常人内听道管径只有 4 ～ 7mm，就这么小的一个地方长了个瘤，这个瘤就容易压迫到其他神经，出现其他症状，如压迫到听神经就会表现为听力下降、耳鸣，压迫到前庭神经就会出现眩晕、平衡障碍，压迫到面神经就会出现面部麻木甚至是面瘫。

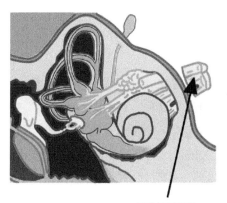

正常的听神经

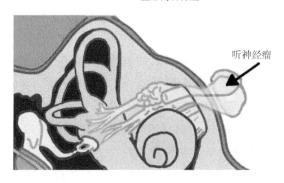

听神经瘤

听神经瘤

（2）耳鸣预警，"脑内长了个瘤"

研究表明，耳鸣更多的是出现在听神经瘤确诊前，约有 75.7% 的听神经瘤患者伴有耳鸣，每个人耳鸣的感受都不一样，听神经瘤引发的耳鸣声响度不大，但个体对耳鸣的耐受性差异非常大，有些人觉得耳鸣对日常生活无影响，是可以忽略的，有些人则觉得这种耳鸣让人痛苦不堪，难以忍受，但是这种耳鸣通常不会影响人们的睡眠。此外，耳鸣与个体本身的听力情况、发病年龄、性别等均无明显关系，也就是说，在这里，耳鸣只是作为一个全或无的"信号"出现。

听神经瘤可同时伴耳鸣、眩晕、平衡障碍、面目麻木，甚至是面瘫等症状，这些可能都是听神经瘤表现出来的症状，我们认为，这时候的耳鸣更多的是以一个"警卫兵"的身份告诉人们，"脑内长了个瘤"。

一般情况下听神经瘤发展速度十分缓慢，而且症状一开始并不明显，人们只是单纯地感觉到自己有耳鸣，耳鸣的持续时间一般较长，有研究表明，耳鸣的平均持续时间为 7～8 年。研究指出，耳鸣的严重程度与听神经瘤大小是密切相关的。

耳鸣声大多为高调声，耳鸣频率多为 8000Hz，其次是 4000Hz，以纯音为主，患者主诉为高调响亮的口哨声、电视机的嗡嗡声和流水声。

·小·故事：什么时候听神经瘤会长得十分快呢？

听神经瘤生长速度十分缓慢，一年生长不超过 2 cm。那在什么时候听神经瘤会长得十分快呢？那就是妊娠期。在临床上我们曾经见到一位这样的准妈妈，她妊娠 4 个月，一开始因为耳鸣来检查听力时，报告提示双耳听力在正常范围内。10 天后她来复查听力，报告提示右耳全聋。我们马上采取措施，但是考虑到妊娠因素，因此给药的种类、剂量与次数都非常谨慎。准妈妈的听神经瘤的生长速度，以及耳鸣、耳聋加重的速度都是惊人的，其原因可能是妊娠期体内激素调控，导致听神经瘤快速生长。

知识✍链接　　**听神经瘤是如何分期、分型的呢？**

《中华耳鼻咽喉头颈外科杂志》编辑委员会和中华医学会耳鼻咽喉头颈外科学分会撰写的《听神经瘤诊断和治疗建议》中提出，听神经瘤的分期应该基于以下两点：一是肿瘤分期基于影像学与临床症状的关联；二是肿瘤测量以肿瘤在脑桥小脑三角中的最大直径为依据。因此可将听神经瘤分为 5 型，分别是内听道型、小型、中型、大型和巨大型，具体如下表所示。

听神经瘤的分期和分型

分期	分型	大小（mm）
1	内听道型	局限于内听道内
2	小型	1～14
3	中型	15～29
4	大型	30～40
5	巨大型	＞40

2.2.5 五官皆通，感冒及鼻窦炎都会导致耳鸣

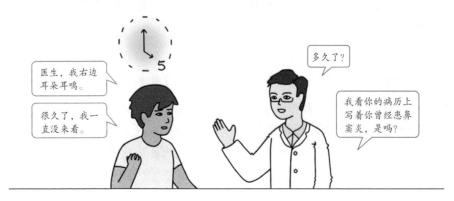

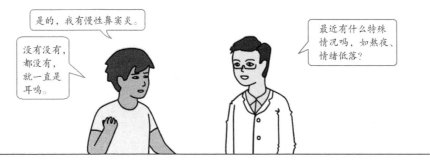

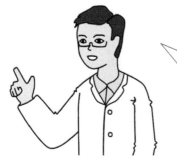

有关鼻窦炎引起耳鸣的漫画

知识链接　　　　　**鼻窦存在于我们的颅骨内。**

鼻窦是什么？鼻窦是围绕鼻腔周围的面颅骨和脑颅骨内的含气腔。简单来讲，就是在我们看不到的鼻腔周围的颅骨内，是存在一个个空腔的。人体共有4组鼻窦，分别是上颌窦、筛窦、额窦、蝶窦。4组左右对称，共8个，各有开口与鼻腔相通。

上颌窦是最大的鼻窦，成人平均容积12～13 ml，筛窦呈多气泡状（气房），或称蜂房，有6个壁。额窦则位于额骨内、外骨板间，由额窦中隔分其为左、右。这样说大家可能还是不太懂鼻窦到底在哪，具体请参见下图。

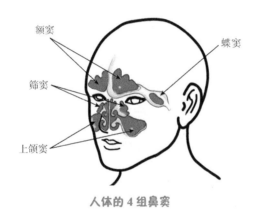

人体的4组鼻窦

知识链接　　　　　**唱歌好听的秘诀是什么？**

鼻窦的正常生理作用有三种：一是共鸣作用；二是减轻头颅重量，维持头部平衡；三是起到缓冲作用。鼻窦内充满空气，可以缓冲外力的撞击，使脑部及眼眶组织免受震荡。

那唱歌和鼻窦又有什么关系呢？正如上述所言，鼻窦的其中一个正常生理作用是共鸣，当我们唱高音时，软腭和腭垂逐步提高，直至隔开鼻腔和口腔，这时候共鸣方式就会发生改变，声音沿着骨壁传到鼻腔，空气随着小孔通往鼻窦，从而引起头部共振感的共鸣。

当达到这种共鸣效果时，我们会感觉此时的歌唱声是"空灵"的。鼻窦腔气化程度越好，鼻窦能起到的共鸣作用就越大，所以，鼻窦腔气化程度高的人唱歌总是会特别迷人。

（*1*）鼻窦被细菌入侵——鼻窦炎

在临床上，鼻窦炎指的是鼻窦黏膜的化脓性炎症，可以将其类比于化脓性中耳炎。鼻窦炎的发病率占鼻科总发病率的 20% ～ 25%，其中又以上颌窦发炎最为常见。如果以上 4 组鼻窦都被细菌"占领"了，那么在临床上称之为"全组鼻窦炎"。

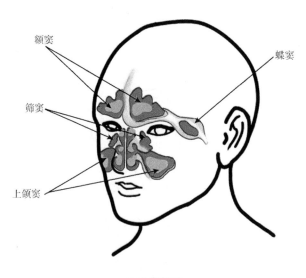

全组鼻窦炎

鉴于鼻窦特殊的解剖特点，鼻窦炎可以由多种因素诱发。急性或慢性鼻炎、鼻中隔偏曲、中鼻甲肥大、过敏性鼻炎、鼻息肉等均会阻碍鼻窦正常的通气引流，从而导致鼻窦炎的发生。

扁桃体发炎，上呼吸道感染，牙根感染特别是上列第二前磨牙和第

一、二磨牙的感染，拔牙损伤上颌窦等邻近器官的感染，均可引起上颌窦炎症。此外，鼻外伤、用力擤鼻等均可引起鼻窦炎的发生。

鼻窦炎在临床上通常表现为单侧或双侧的鼻塞，鼻腔内脓鼻涕多，这种脓鼻涕可能会伴有臭味，头部或局部疼痛。疼痛的特点为前组鼻窦炎患者会自觉额头痛和面部痛，后组鼻窦炎患者会自觉后脑勺痛。

额窦炎表现为额头特别是眉间的部位痛，这种痛在早上起来的时候十分明显，而且还会逐步加重，可是到了下午时就觉得没感觉或是完全不痛了。上颌窦炎表现为苹果肌附近和鼻根处疼痛，这种疼痛与额窦炎是相反的，早上起来没明显感觉，可是到了下午时便会剧烈头痛。

为什么会这样呢？晚上睡觉时人是躺平的，这时候鼻窦里面的脓液会处于相对水平的位置，上颌窦内的脓液可以随着开口排出，但仍然局限在鼻腔内，这时候上颌窦的脓液相对较少，所以早上起来并不觉得上颌窦疼痛，到了下午，脓液不断地通过开口流回上颌窦内，不断刺激上颌窦黏膜，因此这时候会感觉上颌窦附近剧烈疼痛。同样的，由于晚上人体是躺着睡觉的，因此额窦里面的脓液也只能局限在额窦内了，这就是第二天早上起来额头剧烈疼痛的原因，到了下午，额窦里面的脓液基本上都通过开口"暂时溜出去玩了"，因此就感觉不痛了。

（2）鼻窦炎导致的耳鸣，其实是中耳出现了问题

咽鼓管连接着鼻咽部和中耳，因此，鼻窦有炎症，脓鼻涕在鼻腔内"安家"，充满整个鼻腔，导致咽鼓管咽口也被"堵住了"，咽鼓管无法起到通气引流的作用，这时候中耳就会以耳鸣的形式发出信号告诉人体，"我透不过气了！"。

但是鼻窦炎诱发的耳鸣极容易被忽略，为什么如此说呢？患者来就诊时一般只会主诉耳鸣，而不会主动地说出患有鼻窦炎，在临床上总有患者在问，"医生，我明明是耳鸣，你为什么要给我开滴鼻子的药呢？"其实是有道理的，这类患者通常伴有慢性鼻窦炎，他们的耳鸣是由慢性

鼻窦炎"诱发"的，治疗鼻窦炎，其实也相当于在治疗耳鸣，这类患者的治疗周期一般在 1～3 个月，鼻子的问题解决了，耳朵的问题也会迎刃而解。

此外，感冒和上呼吸道感染也会对咽鼓管造成一定的影响，容易引发中耳炎，这时候耳鸣又该出来提醒了，"要注意身体，治好原发病哦"。

2.2.6 耳鸣最容易发生在老年人身上

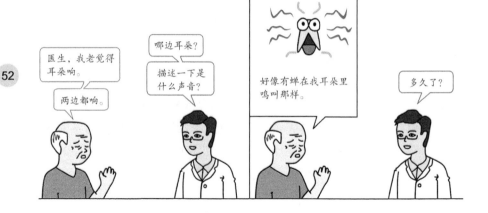

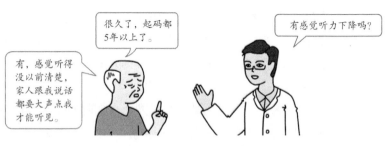

有关老年人耳鸣的漫画

老年性耳鸣是一个自然的生理过程，随着年龄增长，人体各器官处于衰退期，视力下降，嗅觉没有以前灵敏，牙齿也开始脱落，听力下降，耳鸣也随之出现，这些都是正常的生理过程。

（1）年龄与耳聋和耳鸣的关系

在整体上呈现出随着年龄的增长，老年人的高频听力逐渐下降。我们可以认为，年龄是耳聋和耳鸣发生的危险因素之一。老年性耳聋一般表现为高频听力损失，而老年人耳鸣，其频率一般为4000Hz、6000Hz、8000Hz。

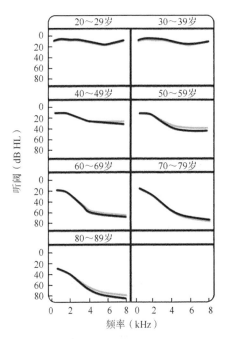

不同年龄阶段的纯音听阈

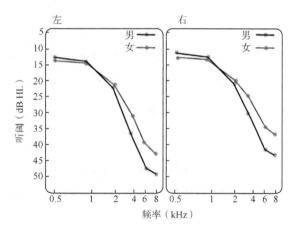

老年男性与女性双耳听力下降程度

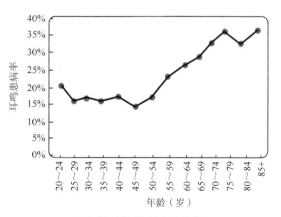

不同年龄阶段耳鸣患病率

（2）老年性耳鸣有什么特点？

老年性耳鸣持续时间长（有些甚至长达10年），安静时明显（特别是晚上，晚上比上午和下午明显），老年性耳鸣的严重程度（耳鸣声强度）随着年龄增大而增强，耳鸣个体差异性非常大，有些老年人描述其为蝉鸣声、汽笛声、擂鼓声，总体而言其多为高频声，频率多为4000Hz、6000Hz、8000Hz。

2.2.7 处于更年期，容易引发耳鸣

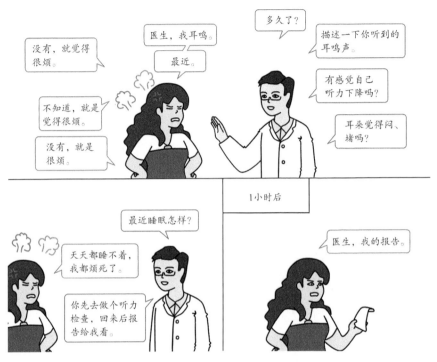

关于更年期引发耳鸣的漫画

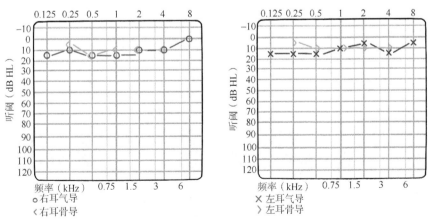

右侧纯音听力图提示:右耳听力正常 左侧纯音听力图提示:左耳听力正常

（1）中年妇女容易发生耳鸣

上述患者听力正常，为什么还会发生耳鸣呢？结合患者的年龄、性别、情绪、睡眠，综合来讲，这是内分泌失调和睡眠不佳导致的耳鸣，而这种因为内分泌失调和睡眠不佳而出现的耳鸣最常出现于围绝经期的中年妇女。

知识链接　　　　　　　　**围绝经期是什么？**

围绝经期是指妇女绝经前至绝经后的一段时间，一般来讲是从 45 岁开始至停经后 12 个月内的时期，围绝经期其实是卵巢功能衰退的征兆，可以说是继青春期后女性的又一"特殊期"。

围绝经期的妇女绝经前后会出现性激素含量波动或减少，她们有些会出现一系列以自主神经系统功能紊乱为主，伴神经心理症状的症候群，就是我们常说的"围绝经期综合征、更年期综合征"。

最典型的症状是潮热、出汗、潮红，总是感觉心慌气短、烦躁易怒、头痛耳鸣，情绪激动伴月经周期改变。围绝经期妇女们总是觉得"很热"，也是上述症状的表现。

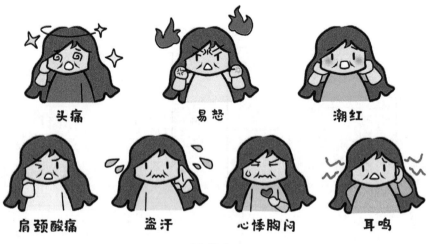

头痛　　　　　易怒　　　　　潮红

肩颈酸痛　　　盗汗　　　　心悸胸闷　　　耳鸣

更年期症状

（2）耳鸣出现：围绝经期到了

围绝经期本身与耳鸣是没有关系的，但是围绝经期的女性雌激素降低，容易引起自主神经系统功能紊乱。这时候的耳鸣就是敲响了的警钟，在提醒围绝经期的女性，"你的内分泌出现问题了，赶紧调调！"实际上，围绝经期的女性的内分泌失调是造成耳鸣的主要原因之一。

此外，鉴于围绝经期这个特殊时期，这时候的女性情绪总是不稳定，易激动，同时伴有睡眠障碍，如睡不着、睡不安稳、醒得早。长时间状态不佳的女性，身体就会处于紧绷状态，好像随时在准备战斗一样，耳鸣自然而然就"找上门"了。

如果这时候再长期暴露于噪声下，耳鸣程度也会不自觉地加重。所以围绝经期的女性们一定要注意平日里要少接触噪声，或在医生的指导下适当补充雌激素，安稳度过这一"特殊期"。

57

2.2.8 药物可能对耳朵有害

两侧耳朵都响。

没有感觉。

没有熬夜，都是晚上10点就睡觉了。

是一侧耳朵还是两侧耳朵响？

有感觉听力下降吗？

最近有什么特别的事发生吗？如熬夜。

医生您好，我感觉我的耳朵里面一直在响。

是的呀，医生，她经常都跟我说耳朵里面有响声，很讨厌。

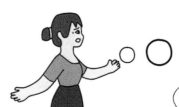

前不久她生了一场大病，医生给她治疗的时候叮嘱她要注意休息，所以她都是晚上10点睡觉的。

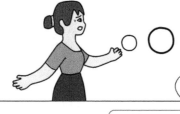

以前有做过听力检查吗？

有的，医生您看一下。

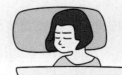
用药后才会感觉耳朵响是吗？

是的。

先去做个检查，报告拿回来给我看一下。

医生，这是她的报告。

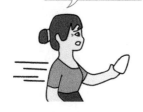

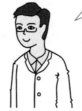

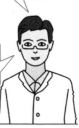
患者用药前的听力与用药后的听力报告对比显示，用药后的听力有轻微的下降，但人们日常生活较少高频声，所以患者也没感觉到听力损失，这时候的耳鸣就是提醒她听力出现问题了，这在临床上称为药物中毒性耳鸣。

有关药物中毒性耳鸣的漫画

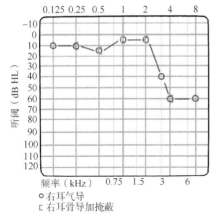

右侧纯音听力图提示右耳高频听力下降　　左侧纯音听力图提示左耳轻度感音神经
　　　　　　　　　　　　　　　　　　　　　　　　　性听力损失

59

（1）随便吃药的后果：耳鸣、耳聋出现

药物经口服、静脉注射（打点滴）、肌内注射、局部注射、鼓室注射（在中耳内打针）等途径导致的耳鸣，我们在临床上称为药物中毒性耳鸣，顾名思义，是由于药物导致内耳慢性中毒，或由于药物的毒副作用而损害第Ⅷ对脑神经，即听神经，主要受到损伤的是听力和平衡，以耳鸣和耳聋为主，可伴有眩晕和平衡失调。

药物中毒性耳鸣通常是双侧性、对称性的，如果不及时医治，这种耳鸣将会一直持续下去，会明显加重其本人的痛苦。而耳聋多在用药后1～2周出现，是以高频下降为主的感音神经性听力损失，渐进性加重，低频随之受累，半年后听力损失会稳定在某一水平内，此时再医治效果不佳。

（2）哪些药物会对耳朵有害，导致耳鸣和耳聋

引起耳鸣和耳聋的药物又称为耳毒性药物。目前临床上熟知的耳毒性药物近130种，有氨基糖苷类抗生素、多肽类抗生素、抗肿瘤类药物、利尿类药物、水杨酸类药物、砷剂、抗疟剂、其他中毒药物，如下表所

示。其中以氨基糖苷类抗生素、水杨酸类药物（特别是阿司匹林）造成的耳聋和耳鸣最为多见。

耳毒性药物种类及治疗作用

耳毒性药物类别	具体药物及其治疗作用
氨基糖苷类抗生素	链霉素、庆大霉素、卡那霉素、新霉素、妥布霉素等，主要用于治疗细菌感染、肺炎等
多肽类抗生素	万古霉素、多黏菌素等，主要用于治疗难治耐药性金黄色葡萄球菌引起的严重或致命感染
抗肿瘤类药物	氮芥、卡铂、顺铂、长春新碱、2-硝基咪唑等
利尿类药物	呋塞米和利尿酸等，临床上用于去水肿
水杨酸类药物	阿司匹林，用于镇痛
砷剂	
抗疟剂	奎宁、氯奎等
其他中毒药物	酒精中毒、烟草中毒；磷、苯、砷、铅、一氧化碳中毒

这里要特别注意，氨基糖苷类抗生素引起的听力损伤在初期表现为4000Hz 及以上的高频听力损失伴耳鸣。前文说过日常生活中的高频声不多，因此患者常容易忽略其听力损失，更多的是觉得自己"无缘无故就耳鸣了"。但这时候的耳鸣是至关重要的，能在该病早期时提醒听力出现了问题，引起患者的重视，此时应立即停药及采取一定的治疗措施，从而防止药物进一步损害听力。

水杨酸类药物（阿司匹林）引起的听力损失在初期时表现为高频听力损失伴耳鸣，停药后24 ～ 48 小时可消退耳鸣等症状。抗疟药引发的听力损失是低频听力损失伴耳鸣，停药后24 ～ 48 小时可缓解。但是抗肿瘤药物所致的耳鸣和耳聋，通常表现为不可逆的高频听力损失伴耳鸣，用药时间越长，用量越大，耳鸣及耳聋的程度越重。

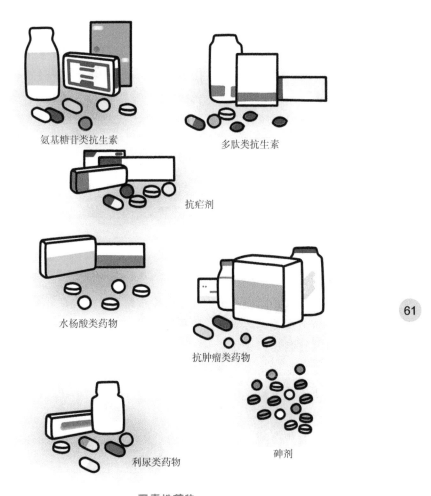

氨基糖苷类抗生素

多肽类抗生素

抗疟剂

水杨酸类药物

抗肿瘤类药物

利尿类药物

砷剂

耳毒性药物

  有些药物对内耳的损害最先表现出来的并不是听力损失，听力损失可能在停药一段时间后才会出现，而且随着时间的延长，听力损失会逐渐加重。患者应更多地注重是否出现耳鸣，一旦出现耳鸣，建议及早就诊。

（3）耳毒性药物对哪些人群有影响？

孕妇使用耳毒性药物时，这些药物可以通过胎盘损害胎儿听力。另外，儿童的免疫功能尚未发育完全，而老年人的免疫功能逐渐衰退，故儿童和老年人较中青年人更易受到耳毒性药物的"侵害"。长期暴露在噪声环境下的人，他们的内耳处于"脆弱状态"，耳毒性药物也很喜欢"逮住"这些内耳脆弱的人。

耳毒性药物还有可能造成其他全身性损伤，如肝、肾、内分泌、造血和神经系统等，但并不代表这些药物就不能用于临床了。这里要提醒各位的是，当服用以上药物时，要严格依据医嘱，另外还要密切注意听力情况，若有不适立即就诊。

知识链接　　所谓"一针致聋"到底是怎么回事？

即使只是使用了小剂量、短疗程的药物，有些人也会发生严重的耳鸣及耳聋，这到底是怎么回事？原来，除了个体差异外，有些人天生携带耳毒性药物易感基因，在临床上，又称此为患者的线粒体基因 12S rRNA 编码基因发生突变，携带了这种基因的个体对耳毒性药物较常人而言是非常敏感的，小剂量、短疗程的药物也会导致其有严重的耳鸣及耳聋，这就是所谓的"一针致聋"。

但即使携带这种基因也无需惧怕，父母可以给孩子做个耳聋基因筛查，如果孩子是耳毒性药物易感基因携带者，那么以后看病时一定要提醒医生，尽可能防止"一针致聋"。

2.2.9 心理因素导致耳鸣

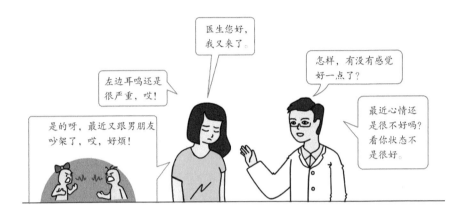

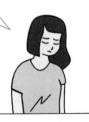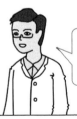

【旁白】这名患者是一例典型的慢性耳鸣患者，无烦恼时耳鸣一度好转，随后情绪再次陷入低落状态，该低落情绪一直持续，耳鸣再度加重。这里可以看出耳鸣是受心理因素影响的。

有关心理因素引发耳鸣的漫画

（1）心理因素导致的耳鸣，其实是存在的

患者来就医时通常只会提到"医生，我有耳鸣"，可是当所有报告都提示未见异常，而又无外伤史时，我们会考虑是否存在心理因素影响。大量研究表明，耳鸣与心理因素是密切相关的，而且这种相关性不是单向的，而是双向的，也就是说可以分为以下两种情况：第一种是心理因素导致耳鸣，耳鸣发生后患者情绪低落，情绪低落后加重耳鸣，耳鸣加重后使情绪进一步低落，从而形成恶性循环；第二种是耳鸣导致心理问题的出现，心理问题出现后又进一步加重耳鸣。

（2）哪些心理因素会导致耳鸣的出现、加重或减轻呢？

那到底怎样才算是心理因素影响呢？这里更多的是指负性心理状态，包括外界压力过大、负性生活事件诱发、自身是一个悲观主义者、长期处于焦虑及抑郁状态等，均可引起负性心理状态。负性生活事件包括职场上的、家庭上的和学习上的。家庭上的负性事件包括家人车祸、遭遇重大疾病、死亡、家庭暴力（包括冷暴力）、与家人或伴侣意见不合等；职场上的负性事件包括竞投失败或其他生意失利、职场上的人际关系紧张、未能顺利晋升等；学习上的负性事件则包括挂科、低于自己预期成绩、与同学或老师关系紧张等。

以上负性心理状态都有可能导致耳鸣的出现，耳鸣在这里扮演的是提醒人体"你的心理状态有点不对劲哦，要赶紧调节"的角色。一旦出现耳鸣后，若患者还是长期处于情绪低落状态，则会进一步加重耳鸣，或是迁延成慢性耳鸣。

此外，对耳鸣的认识、是否能适应耳鸣等问题也会影响心理状态，从而令耳鸣加重或减轻。因此，对心理因素的鉴别与认识，有助于对心理因素导致的慢性耳鸣患者的个性化治疗。

2.2.10 乘坐飞机可能引起耳鸣

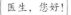

医生，您好！

医生，我突然耳鸣了！

您好，怎么了？

是什么时候突然发生的？

上午出现的，我当时坐飞机回来，在飞机降落的那一刻我突然耳鸣得厉害，现在好像还有一点儿感觉，所以就马上来看病了。

有的，但是以前下飞机后一下子就没有了，这次不知道为什么持续了这么久，我担心有问题，所以下午紧赶慢赶地过来看了。

以前有过这样的情况吗？

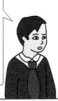

有有有，就是乘飞机前两天感冒了。

最近有感冒吗？

这倒没什么感觉，就是这次耳鸣比之前都要久，有点担心，哦，对了，还有一点儿耳堵的感觉。

有感觉听力下降吗？

好的，那您先去做个检查，等下拿报告给我看。

医生，这是我的报告，怎样怎样？

嗯，初步判断是航空性中耳炎，你看你的咽鼓管功能也不是很好，我教你几个方法，以后乘飞机，特别是飞机升降的时候，嚼点口香糖，或是捏鼻鼓气。

口香糖

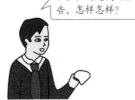

有关航空性中耳炎的漫画

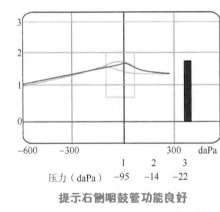

提示:右侧咽鼓管功能良好

压力（daPa） 1   2   3
            -95 -14 -22

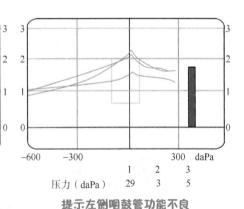

提示:左侧咽鼓管功能不良

压力（daPa） 1   2   3
            29   3   5

（1）乘坐飞机时耳鸣，是在提醒耳朵堵住了

在此之前，我们先来简单了解一下耳朵的结构。前文已述人体耳结构是包括外耳、中耳、内耳的，而"咽鼓管"则是连接中耳腔和鼻咽部的重要结构之一，咽鼓管的咽口和鼓室口分别是鼻咽部和中耳腔的开口。咽鼓管平日里是闭合的。当人们做吞咽动作、打哈欠、咀嚼、打喷嚏等动作时，肌肉收缩，咽鼓管开放，这时候外界空气进入中耳，中耳压力与外耳道压力会处于平衡状态。

有些人说"感觉耳朵有时候堵堵的，打个哈欠耳朵好像就通了"，这就是"耳朵好像通了"的原理。为什么我们平常感冒了，就会感觉耳朵里面堵堵的，其实是因为这时候气体"困在"中耳内，咽鼓管咽口被堵住了，咽鼓管无法进行正常的通气引流，就连带着中耳"空气也不流通了"，所以这时候我们会感觉耳朵堵堵的。

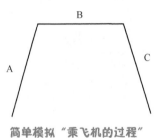

简单模拟"乘飞机的过程"

那咽鼓管和耳鸣又有什么关系呢？众所周知，我们乘坐的中型及以上的民航飞机都在高空飞行，而这里的高空指的是海拔7000米至12 000米。我们简单模拟"乘飞机的过程"，A表示飞机从地面上升至高空的过程，B表示飞机在高空飞行的过程，C表

示飞机从高空下降至地面的过程。在地面时，咽鼓管是闭合的，我们的外耳道压力和中耳压力处于动态平衡的状态，这时候鼓膜处于松弛状态。

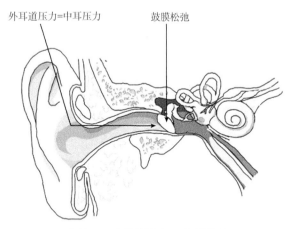

外耳道压力＝中耳压力　　　　鼓膜松弛

地面上，外耳道压力 = 中耳压力

当在 A 过程中，由于大气压改变，此时中耳压力和外耳道压力是处于不平衡状态的，外界压力不断降低，中耳内压力不断增大，外耳道压力＜中耳压力，中耳正压状态，鼓膜向外牵拉，咽鼓管被迫张开，气体从鼻咽部通过咽鼓管"跑到"中耳腔内，保持着中耳压力和外耳道压力的相对平衡，所以这时候你会觉得"耳朵里面鼓鼓的"。

当在 C 过程中，随着飞机下降，大气压再一次改变，此时中耳压力和外耳道压力也是处于不平衡状态的，外界压力不断增大，中耳内压力不断减小，此时外耳道压力＞中耳压力，中耳负压状态，鼓膜向内压紧，如果这时候咽鼓管还不开放，就会导致中耳压力和外耳道压力处于失衡状态，所以这时候你会觉得"耳朵里面好像有什么压着，有压迫感"。倘若中耳压力和外耳道压力差较大时，还会引起耳内损伤、耳鸣、耳痛、轻微听力下降，伴有头晕、恶心、面色苍白、呕吐等症状，在医学上我们称之为"航空性中耳炎"，或是"气压创伤性中耳炎"。

67

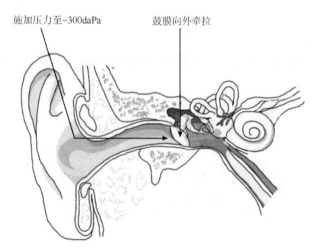

施加压力至-300daPa　　　　　　鼓膜向外牵拉

飞机上升时，外耳道压力＜中耳压力

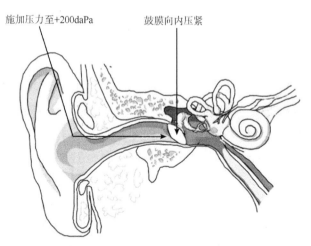

施加压力至+200daPa　　　　　　鼓膜向内压紧

飞机下降时，外耳道压力＞中耳压力

　　综上所述，上面这些关于耳部的症状，其实是因为外界气压发生变化所致。这种耳鸣一般而言很快就消失了，耳鸣在这里扮演的是一个"善意提醒"的角色，它提醒我们，此时的鼓膜、中耳腔、咽鼓管其实是处于"亚健康"状态的，严重者还会因此而引起"航空性中耳炎"。

知识&链接　　**航空性中耳炎是个怎样的存在？**

如上述所言，在飞机升降时，患者觉得耳闷塞感、耳朵胀痛、耳鸣、轻微听力下降，伴有头晕、恶心、面色苍白、呕吐等症状，在医学上我们称之为"航空性中耳炎"或是"气压创伤性中耳炎"。这种"航空性中耳炎"多出现于咽鼓管功能较差的人群。

在耳内镜下可见鼓膜充血，听力检查显示有轻微的传导性听力损失。这种情况下，轻微者可依据医嘱吃药，严重者可行鼓膜穿刺。

（2）如何防止乘坐飞机时的耳鸣？

1）飞机升降时捏鼻子鼓气，帮助咽鼓管开放，有助于保持外耳道压力和中耳压力的相对平衡，从而预防耳鸣，减轻耳鸣症状，保护听力。但要注意一点，感冒时不能用此方法，这时候咽鼓管一旦开放，上呼吸道的"细菌"就会随着咽鼓管"跑"到中耳内，从而引起中耳急性感染。

2）咀嚼口香糖、糖果，反复进行打哈欠、吞咽等动作，均可帮助咽鼓管开放，这也是预防耳鸣，保护听力的最有效的措施。

3）飞机上有配给乘客的专用耳塞，这些耳塞可用于调节外耳道气压，减轻外界气压对鼓膜的伤害，有助于保持外耳道压力和中耳压力的相对平衡，从而预防耳鸣或减轻耳鸣症状，保护听力。

4）如果耳鸣症状过于严重，可依据医生的建议购买缩血管药。此外，建议此类人群在感冒时尽量不要乘飞机。

2.2.11 镫骨肌痉挛——客观性耳鸣的元凶

（1）了解客观性耳鸣

我们平常说的耳鸣，多指主观性耳鸣，占耳鸣的 95%，剩下的"漏网之鱼"是客观性耳鸣。客观性耳鸣确实有声源，且存在于本人耳部附近的结构。客观性耳鸣和主观性耳鸣最大的区别在于患者本身可以"感觉到"客观性耳鸣，其他人也可以通过靠近患者外耳道口而"听到"他的客观性耳鸣。

（2）客观性耳鸣有哪些种类？

客观性耳鸣分为血管源性、肌源性、关节源性、咽鼓管疾病和解剖变异。

其中，血管源性又分为动脉性和静脉性。动脉性客观性耳鸣可由下述因素引起：①动脉疾病（如颈动脉粥样硬化、颈动脉纤维肌性发育异常、颈动脉内膜剥脱和动脉瘤等）；②动脉异常（如鼓室内异位颈动脉、镫骨动脉未闭、听神经受血管压迫等）；③动静脉畸形及瘘（如颅内外动静脉畸形、硬脑膜动静脉瘘、颈动脉-海绵窦瘘等）；④颅底及颞骨血管肿瘤（如内淋巴囊肿瘤和脑膜瘤等）；⑤佩吉特（Paget）病；⑥耳硬化症；⑦贫血、甲状腺功能亢进、妊娠、高血压等。

静脉性客观性耳鸣可由下述因素引起：①颈静脉球异常（如颈静脉球高位、鼓室底壁裂缺等）；②乙状窦相关病变（如乙状窦憩室、乙状窦异常血管、乙状窦狭窄、乙状窦前置、乙状窦骨壁缺损等）；③横窦狭窄、憩室；④鼓室球瘤、颈静脉球瘤；⑤乳突导静脉异常等。

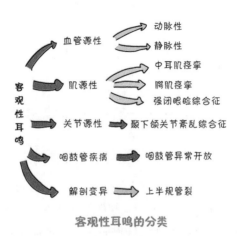

客观性耳鸣的分类

肌源性客观性耳鸣主要由中耳肌痉挛（镫骨肌痉挛、鼓膜张肌痉挛）、腭肌痉挛和强闭眼睑综合征引起。

（3）千人千声？通过耳鸣特点了解引起客观性耳鸣的原因

血管源性耳鸣一般为搏动性耳鸣，"扑通""扑通"，表现为与心搏一致。如果是乙状窦憩室，还会出现血流涡流声。血管源性客观性耳鸣可通过影像学检查把异常的血管"揪出"。

肌源性耳鸣的耳鸣声多表现为"咔哒""咔哒"，常见于儿童、青少年。镫骨肌、鼓膜张肌在中耳里"开派对"，它们的阵挛性运动引起听骨链"共鸣"，并把"派对声"传入内耳，引起客观性耳鸣。腭肌痉挛则是把"派对声"传给咽鼓管，再通过咽鼓管传到中耳、内耳，引起客观性耳鸣。

关节源性耳鸣一般指的是颞下颌关节紊乱综合征，这种耳鸣声一般为"咔""咔咔"，清脆的单响声或是碎裂的连响声。颞下颌关节紊乱综合征在张大嘴巴时会出现关节弹响，咀嚼或者张大嘴巴时会有明显的关节局部酸胀或疼痛感，还伴有明显的下颌运动障碍，如张口受限，张口时下颌偏斜，下颌左右侧运动受限。

解剖变异如上半规管裂引起的客观性耳鸣，一般为搏动性耳鸣。除此以外还会有其他临床症状，如在强声刺激、Valsalva 吹张动作、强烈咳嗽下出现眩晕感及垂直扭转性眼震，还可能伴有低频的传导性听力损失、混合性听力损失。

大多数的客观性耳鸣可依据病因选择不同的治疗方式，术后耳鸣减弱，甚至可以消失。例如，肉毒素注射治疗儿童的镫骨肌、鼓膜张肌痉挛；镫骨肌痉挛引起的客观性耳鸣可在局部麻醉下切断镫骨肌腱；乙状窦骨壁缺损可行乙状窦壁重建术；乙状窦憩室可行乙状窦憩室夹闭术等。

71

2.2.12 耳鸣与呼吸同在？可能是咽鼓管功能障碍

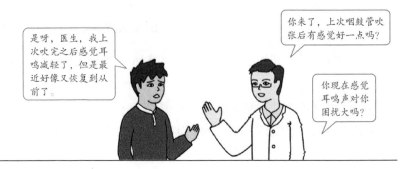

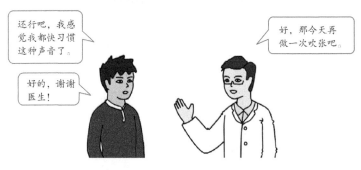

有关咽鼓管功能障碍引起耳鸣的漫画

知识*链接*   **咽鼓管到底是什么？**

　　在谈咽鼓管功能障碍引发的耳鸣前，我们先来了解一下咽鼓管到底是什么。咽鼓管是连接鼻咽部和中耳的一个管道，长 35～39 mm，其中外 1/3 为骨部，内 2/3 为软骨部。咽鼓管是中耳通气引流的唯一通道，并且与鼓室、鼓窦、乳突压力调节密切相关。而且，小儿和成人的咽鼓管是不一样的，小儿咽鼓管的特点是平、短、宽，因此小儿上呼吸道感染如感冒后，细菌从鼻咽部通过咽鼓管"跑"到中耳，容易导致分泌性中耳炎，具体如下图所示。

➕ 漫话耳鸣

小儿　　　　　　　成人

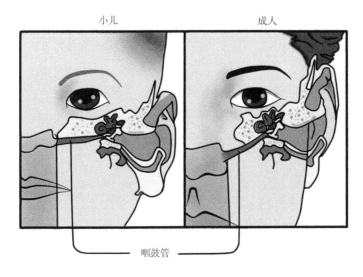

咽鼓管

小儿咽鼓管及成人咽鼓管

耳鸣可能提示咽鼓管功能障碍

咽鼓管功能障碍包括咽鼓管功能不良和咽鼓管异常开放，这两种亚型引起的耳鸣声是有差异的，接下来我们将逐一讲述。

咽鼓管功能不良：咽鼓管长期处于"罢工状态"，如果此时合并过敏性鼻炎或处于感冒期间，空气会被"困在"中耳腔内，而中耳黏膜的"日常任务"是产生一些生理上的黏液，这些黏液"困在"中耳腔中，无法通过咽鼓管与外界进行"交流"，积液就会在中耳腔内积攒，不断积攒的积液总有一天会"爆发"，引起听力下降。这是中耳积液产生的过程及最后的结果，那耳鸣声又是怎样的呢？咽鼓管功能不良引发的耳鸣声的类型多样，可能会是咆哮声、嗡嗡声或与心搏一致的耳鸣声。

咽鼓管异常开放症：如果咽鼓管长期处于异常开放的状态，这时候的耳鸣多半是低调声，如一位快速减肥的女性突发耳鸣，此时需考虑是否为咽鼓管异常开放引起的。

有研究表明，服用避孕药后，会改变体内激素调控，使咽鼓管附近的软组织变形，导致咽鼓管异常开放，从而引起耳鸣。

咽鼓管功能障碍会有什么相关症状、体征和相关疾病呢？相关症状包括有耳闷塞感、耳鸣、听力下降、自听增强、耳胀痛感等。体征包括鼓膜正常或内陷、菲薄、膨胀不全、粘连，鼓膜完整或是穿孔，鼓膜随着呼吸而扇动，鼓室内积液等。相关疾病包括可能会伴发分泌性中耳炎、粘连性中耳炎、上鼓室内陷袋、鼓膜膨胀不全，以及其他中耳相关性疾病等。

知识链接　　　　　　　　　　**咽鼓管的功能**

咽鼓管的正常生理功能有四种，分别是防声减噪、促排引流、防止逆行性感染和保持中耳内外压力平衡。咽鼓管黏膜肿胀、前外侧壁活动减少、黏膜功能性阻塞、机械性阻塞等均可引起咽鼓管功能障碍。

现在对咽鼓管功能障碍的界定尚无统一的"金标准"，但一致认为中耳鼓室压力正常或异常，伴或不伴一个或多个症状、体征、相关疾病，就称为咽鼓管功能障碍。这句话要怎么理解呢？意思就是中耳鼓室压力正常或是咽鼓管功能检查正常不等于咽鼓管功能正常，鼓室压力异常或是咽鼓管功能检查异常也不等于咽鼓管功能异常。

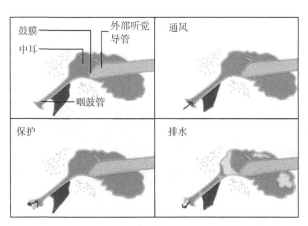

咽鼓管正常生理功能

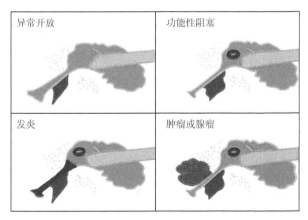

异常开放　　　功能性阻塞

发炎　　　肿瘤或腺瘤

咽鼓管临床病理状态

2.2.13　外伤能导致耳鸣

哪些外伤的人会有耳鸣？

这里的外伤更多的是指头部外伤，外伤后导致的耳鸣可以分为以下几种。

一是外伤只损伤到外耳道和鼓膜，外耳道流血、鼓膜穿孔引起传导性听力损失，同时伴有耳鸣。这时候的首要任务是使受伤的鼓膜愈合，以及防止中耳在愈合过程中的感染。鼓膜愈合后，耳鸣一般会缓解，甚至消失。为了防止听力进一步下降，遂以耳鸣的形式告知：外伤后外耳道及鼓膜已经出现问题了。

二是外伤损伤到内耳迷路，引起感音神经性听力损失，同时伴有耳鸣，更有可能出现眩晕症状。此类一般会以耳鸣或眩晕作为首发症状出现，稍不注意可能会误诊，因此患者就医时千万不可遗漏外伤病史。

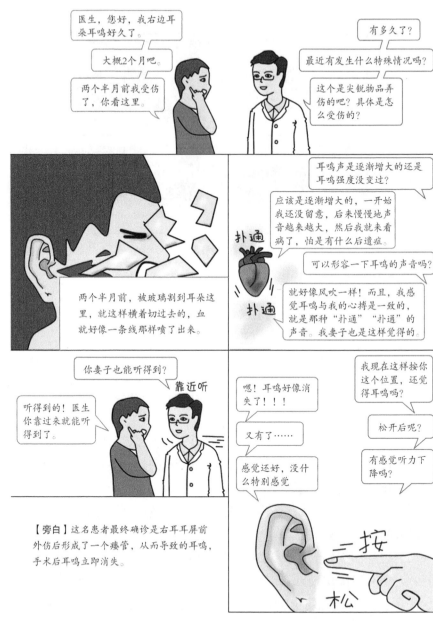

有关外伤引起耳鸣的漫画

三是严重头部外伤引起颞骨骨折，多见于颞骨部的横行骨折，这种外伤不仅会损伤到内耳里的半规管和耳蜗，引起听力下降、耳鸣、头晕、眩晕等症状，若同时伴有鼓室内积血，更是加重了听力下降及耳鸣。若只是单纯鼓室内积血引起的耳鸣和听力下降，一般将鼓室内积血排清后，同时做一定的抗感染治疗，耳鸣即可缓解。若是鼓室内积血同时伴有内耳半规管和耳蜗损伤，这种耳鸣就比较难治了，我们倡导早发现，早治疗。

四是颅脑外伤引起的中枢神经系统损伤，听觉中枢功能失调，从而引起的中枢性耳鸣，这种情况也是比较难治的。

五是部分患者外伤后，由于一些心理因素的影响，中枢代偿机制失调，从而引发耳鸣及听力下降。这类患者伴有较重的情绪障碍，极难适应耳鸣，而且听力恢复效果较差。对于这类患者而言，让心理医生介入、加强耳鸣的认知治疗等方法可能会更有效。

（杨海弟 高敏倩）

3

远离耳鸣，从科学治疗开始

◈ 3.1　耳鸣的四大治疗原则

3.1.1　耳鸣是警惕信号，先排除危险性耳鸣

尽管耳鸣本身不危险,但是耳鸣可以是潜在危险性疾病的首发症状。耳鸣患者常伴发精神疾病,慢性严重耳鸣者自杀风险增加,当合并有抑郁性疾病时,通过临床问诊发现患者的自杀想法较为明确时,应该立即转诊于精神科医生。搏动性耳鸣的主要原因与血管的异常、狭窄或其他病变有关,可通过 MRI、CT 或经典的血管造影进一步诊断后处置。

3.1.2　病因明确的耳鸣先治疗原发病

病因明确的耳鸣患者的治疗首选病因治疗,以控制原发病为原则。耳鸣的病因非常复杂,耳部疾病及全身各系统疾病均可导致耳鸣,积极治疗引起耳鸣的全身性疾病(如糖尿病、高血压、高血脂等),以及听神经瘤、梅尼埃病、突发性聋、颞下颌关节紊乱等疾病,随着原发病的治愈或好转,耳鸣也可能随之减轻或消失。由某些药物不良反应引起的耳鸣应立即停药,并积极予以治疗。

3.1.3　不明病因的耳鸣可以尝试采取个体化治疗

对于病因不明确或针对病因治疗无效的患者,应该采取对症和对因

同时治疗的综合疗法。对症治疗的方法很多，如掩蔽疗法、习服疗法、行为认知疗法、生物反馈疗法、电刺激、药物等。

3.1.4　急性耳鸣、慢性耳鸣治疗原则各有不同

急性耳鸣（病程在 3 个月内）应按照突发性耳聋的治疗方案和方法进行治疗。慢性耳鸣（病程超过 3 个月）则主要采取综合治疗方法，多数情况下只能提供对症治疗，最大程度地改善生活质量。

（杨海弟　孙映凤　陈　玲）

✚ 3.2　经颅磁刺激耳鸣治疗：耳鸣伴失眠患者的"好帮手"

近年来兴起了一种非药物治疗耳鸣的新方法——经颅磁刺激（transcranial magnetic stimulati，TMS）。

耳鸣的形成和维持更多是不同中枢皮质及皮质下结构的过度活动和重组的作用。耳鸣的形成和维持有可能是由于听觉中枢的自发放电活性增加、听觉通路上神经元的同步活动增加、听觉传导通路内部及其与边缘系统等脑区的神经网络重塑。

TMS 技术是一种无痛、无创伤的绿色治疗方法，磁场无创伤地透过皮肤、颅骨，刺激到大脑神经，它是利用脉冲磁场作用于中枢神经系统（主要是大脑），这一系列微观作用改变皮质神经细胞的膜电位，使之产生感应电流，影响脑内代谢和神经电活动。这是一种大脑神经功能的调制技术。

利用 TMS 人为干预，直接改变突触连接强度，双向调节神经功能的长时程增强或长时程抑制，从而发挥神经可塑性调节。通过对听觉信息感觉和传递的颞顶区神经活动的短期干扰可中断耳鸣的感受，但 TMS 降低局部高兴奋性而抑制耳鸣的作用呈剂量依赖性。因此，要依医嘱通过 TMS 治疗耳鸣。

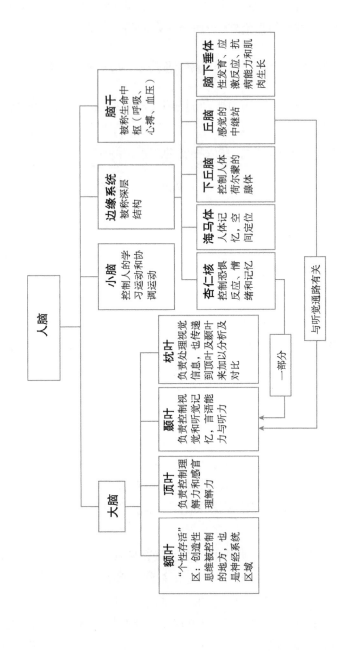

人脑的功能

上述只是对人脑基本概念的认识，大脑是极其复杂的，上述简单概述了人脑的大概运作模式，以了解如何对其治疗来帮助我们最快康复

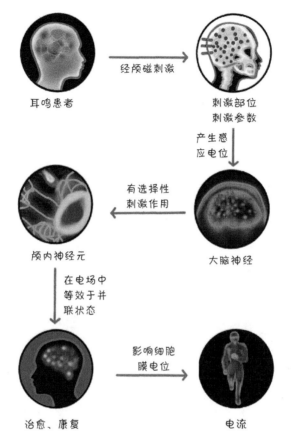

耳鸣患者

经颅磁刺激

刺激部位
刺激参数

产生感
应电位

有选择性
刺激作用

颅内神经元

大脑神经

在电场中
等效于并
联状态

治愈、康复

影响细胞
膜电位

电流

耳鸣患者的治疗过程

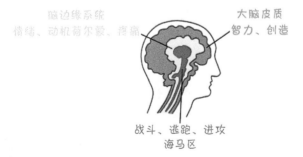

脑边缘系统
情绪、动机荷尔蒙、疼痛

大脑皮质
智力、创造

战斗、逃跑、进攻
海马区

大脑皮质

（杨海弟　黄夏茵）

耳鸣室

医生，我两边耳朵好响啊。

多久了？

两年了。

有没有打扰到睡觉？

当然有啊！我根！本！睡！不！着！我去很多医院看过了，神经科、精神科，很多科都去过了，其他医院的耳鼻喉科我也去过了，都没有检查出问题，你看，这是我以前的检查报告。

检查

耳鸣室里面的 rTMS室

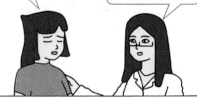

吃了好多药都没有用，耳鸣真的把我折磨得生不如死，医生你救救我吧。

别急，我来给你做个音乐联合认知行为治疗。

医生，什么是音乐联合认知行为治疗？听歌就能治好耳鸣吗？

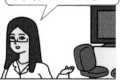

这不是单纯的听歌，这是由两个治疗构成的，一个是音乐治疗，另一个是行为认知治疗，这样联合治疗耳鸣，治标又治本。

摇滚

好像是越来越响的。有时候我睡觉睡不好就更难受了！

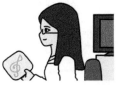

你的耳鸣两年前到现在是一直都这么响还是越来越响的？

医生，我这个能治吗？我真的看了好多个医生都治不好，我要绝望了。

失眠多久了？

也有两年了吧。

两年前是发生了什么事吗？

是这样的，两年半前我结婚了，两个半月的时候发现怀孕了，我们都很高兴。

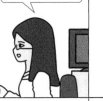

但是因为有一些原因我滑胎了，接着我就整宿整宿地失眠，每天都不吃不喝，人也没有了精神，觉得每天都生不如死，每天都很灰暗，后来我就有耳鸣了。

医生我现在根本没有工作，因为我耳朵又响了，人也睡不好，天天都觉得生活好像没有了依傍，怎么办，我耳鸣还可以好吗？

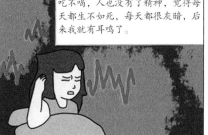

83

可以的。那我们现在来分析一下，你的耳鸣是由两方面造成的，第一方面是滑胎之后的情绪问题，这个耳鸣提醒你，"你的情绪出现问题了"；第二方面是耳鸣导致睡眠差，睡眠差又反过来加重耳鸣，从而形成了恶性循环。

那怎么办，我还有的救吗？

好的，我试试。

你别急。你要按照我这个方法来做。我们初次治疗是3个月，每天听20分钟，听完还要给我发信息，一定要坚持！

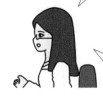

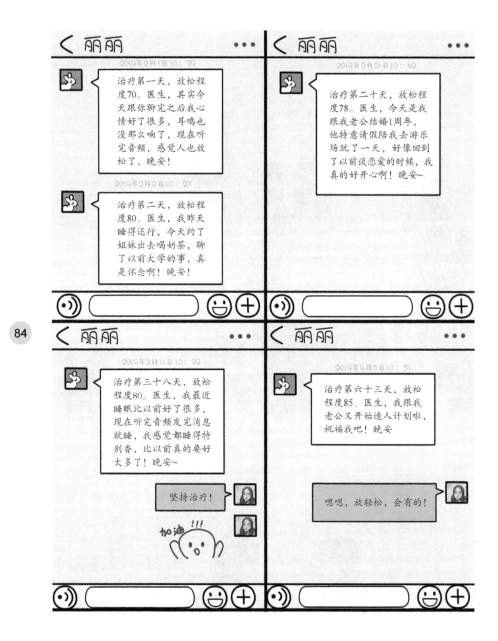

漫 话 耳 鸣

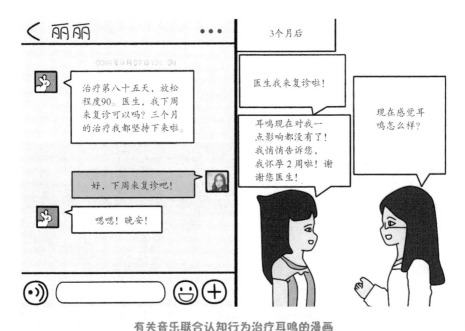

有关音乐联合认知行为治疗耳鸣的漫画

　　在阐述音乐联合认知行为治疗耳鸣之前，首先定义一下我们这里说的耳鸣，我们这里说的耳鸣应该是排除了肌源性、血管源性等明确病因之外的或通过手术可以消除的主观性耳鸣。

　　耳鸣，顾名思义是耳朵的鸣响，患者自我感觉头部或耳内有声音，但实际环境中无声源，且耳鸣是在人群中的一种极为常见的症状，据相关文献报道耳鸣的发生率高达 15% ～ 20%，据估计耳鸣患者接近 2 亿，且随着年龄增长有升高的趋势。随着社会发展的快节奏、高强度的工作负荷和面临的社会人际关系等观念的衍变，人们出现某些心理障碍的可能性明显增大，如烦躁、焦虑、抑郁、睡眠障碍等，如果再加上耳鸣症状的出现，耳鸣和心理障碍就会叠加在一起形成联动放大效应，对患者的不良影响会急剧上升，极为严重的耳鸣患者会出现自杀的现象。

　　那为什么会造成这种现象呢？经过各国专家多年的研究发现，无法让患者忍受的耳鸣不仅是耳朵的问题，还与人体的自主神经系统、情绪系统，乃至意识系统的紊乱有关系，以上系统的紊乱是可以被纠正的。就像我们可以通过后天学习来让大脑对外界的刺激做出反应。因此，我们也可以通过音乐和自身的学习认识来改变大脑对耳鸣的反应，减弱甚至消除耳鸣的影响。

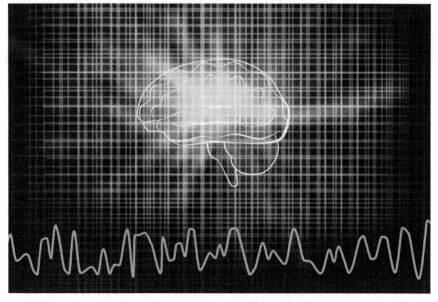

通过音乐和自身的学习认识来改变大脑对耳鸣的反应，减弱甚至消除耳鸣的影响

音乐联合认知行为治疗是音乐治疗、认知理论和行为治疗三位一体的治疗方法。首先，认知理论即为人的认知了解过程，由情绪和行为两部分共同决定。人通过改变自身认知来改变个人观念，从而达到情绪和行为的变化。心理学家华生认为每个人的行为是通过学习得来的，通过实际操作实践可以抑制、改变或替代原有不良行为，称为行为治疗。而认知行为治疗则是这两者的结合，其认为人的认知决定着人的行为，那么行为的变化也会反作用于认知。错误的认知和行为在患者身上常表现出一种恶性循环，即错误的认知观念会导致患者产生不适的情绪和行为，

而这些情绪和行为反过来影响认知的过程，给患者原有的认知观念提供证据，使之更加巩固和隐蔽，最后让问题越来越恶化。认知行为治疗是通过矫正技术和手段改变患者原有不合理的认知观念，并经常把认知矫正与行为矫正联系起来，成功地使两者建立起良性循环，取代原来的恶性循环，以达到治疗的目的。目前而言，耳鸣多伴有听力损失，导致外周的传入损失，引发大脑对应的区域出现重塑，代偿外周的传入损失，而这些代偿又会继发情绪系统的参与，所以我们在认知行为治疗的基础上又加入了音乐治疗，通过音乐刺激大脑，修复之前因为耳鸣引起的异常重塑，达到治疗目的。然而并不是任意音乐都能作为治疗音频，我们要根据患者耳鸣的频率、强度，匹配与之频率和强度近似、经特殊处理的轻音乐，作为联合认知行为治疗的音频。

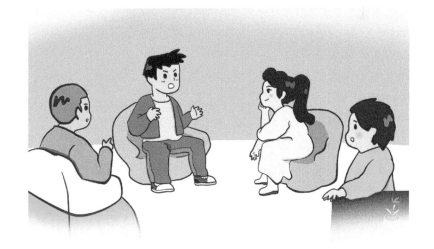

认知行为治疗过程

具体治疗步骤：

1）询问耳鸣的病史及耳鸣发生的病因或诱因，进行听力测试和耳鸣测试。

2）分析耳鸣的影响因素，包括药物因素和心理因素。

3）选择合适的音乐促进患者对耳鸣的适应。这些声音要根据患者耳鸣检测结果，并选择出与耳鸣强度、频率近似的轻音乐对患者进行习服掩蔽。

4）对耳鸣认知的重新构造。帮助患者鉴别他们的想法，教会他们去挑战或者控制那些对他们没有帮助的甚至是不对的想法，让患者知道耳鸣并不值得自己全身心的关注，训练他们适应耳鸣。此外，人们对耳鸣所产生的情感反应总是害怕和回避，可害怕和回避不仅会导致对耳鸣产生不正确的认识，还会引起患者的恐慌。所以患者应该学会在安静的环境中处理自己的不良情绪；有些患者是听觉过敏，应该先让患者逐步接触周围的声音环境。耳鸣患者经常将注意力集中于自己的耳鸣症状上，这会带给患者许多痛苦。因此，让患者学会转移注意力也是我们的治疗目标。

5）放松训练能逐渐让患者学会如何快速放松自己，而且学会自己控制自身反应和情绪。这一步并不是为了减少耳鸣，而是为了控制耳鸣对自身的影响，其目的是为了获得心理上的平稳。

6）阻止耳鸣复发除了阻止耳鸣症状的发生外，还要抵御耳鸣对患者的影响，要做到这些，必须要明确使耳鸣和听力下降加重的危险因素，并通过音乐联合认知行为治疗使患者对这些危险因素脱敏。

最后要跟大家说明的一点是，耳鸣对患者的影响多数是长年累月的结果，故此，音乐联合认知行为治疗耳鸣不会立竿见影，一蹴而就，而且大脑重塑和认知观念的改变是需要一个过程的，通常需要几个月的时间，也就是说需要潜移默化的改变。因此音乐联合认知行为治疗要发挥作用，首先要保证坚持治疗，理论上来讲，坚持治疗的时间越长越好，只有这样，才能慢慢地修正之前由于耳鸣引起的异常大脑重塑。除了要保证坚持治疗以外，患者对音乐联合认知行为治疗的认同接受也很关键。如果患者从内心排斥，那么治疗时间再长也毫无益处。

（杨海弟　冯天赐　高敏倩）

3.4　助听器分形音乐：耳聋伴耳鸣患者的最佳选择之一

耳朵里整天"嗡嗡声""嘶嘶声"地像蜜蜂围绕着叫，着实让人烦恼和生气。白天影响工作、生活和学习，夜深人静时更是声大，严重影响睡眠质量。这种被称为耳鸣的讨厌的声音，只能"独自享受"，其他人不能听到。

该如何是好？

对于这些不能被药物治愈或治疗的，但引起烦恼的耳鸣，临床上也有很多其他治疗方法，不同耳鸣治疗方法改善耳鸣的比率排在前两位的是助听器 34%、音乐 30%。对于伴有听力损失的耳鸣患者，可以通过配戴助听器，使听觉功能得到补偿，耳鸣可以得到抑制。

有研究表明，能使人放轻松的音乐具有可自我选择、节奏平衡（等于或略低于安静时心率，60～72次/分）、不重复等特性。分形音乐（ZEN禅音程序）即具有以上特点。

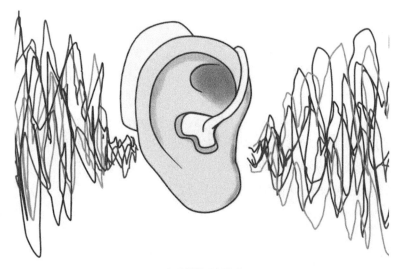

助听器抑制耳鸣

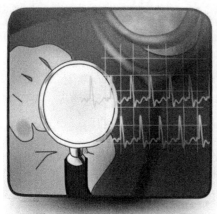
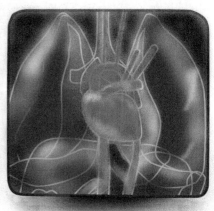

分形音乐（ZEN 禅音程序）具有能自我选择、节奏平衡（等于或略低于安静时心率 60 ～ 72 次 / 分）、不重复等特性

分形音乐（ZEN 禅音程序）是由丹麦 Widex 公司研发的专利技术，是将禅音作为助听器的可选程序并与助听器整合在一起。由"分形运算"方式提供类似于音乐的声音，通过分形运算技术（一种复杂的芯片技术）产生半复制禅音，这些声音没有任何含义，简单、相似，但永不重复，可根据耳鸣患者的听力情况和个性化需求调节节奏、音调和声强，它不是音乐存储器，在助听器芯片里占据很少内存，不影响助听器的放大功能。分形音乐对耳鸣的作用：可以减少耳鸣与周围环境之间的对比度，起到缓解压力、放松的作用。分形音乐（ZEN 禅音程序）会选择比较灵活、多程序的设计。患者可以选择多种音乐，每种音乐都能独立调节节奏、音调和音量，可以单独使用禅音，也可与助听设备或噪声结合使用。

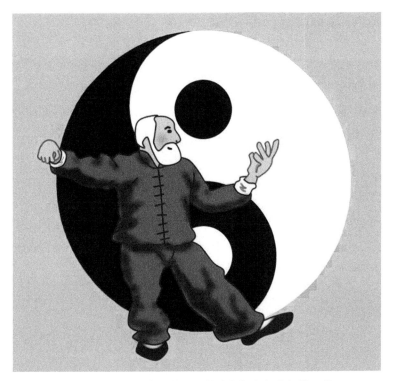

分形音乐（ZEN 禅音程序）就好像老年人打太极拳一样，
轻柔灵活地抑制耳鸣

　　禅音治疗是独一无二的，因为它是一种综合治疗项目，解决耳鸣困扰的所有组成部分，分别是听觉、注意力和情感，可以让患者了解耳鸣，并从心理和情绪等方面接受心理的疏导和情绪的放松缓解。对于不同类型的耳鸣有不同的"章法"来应对，有针对性地"降服"耳鸣，还耳朵和大脑一片清静。

（邱泽恒　杨海弟）

❖✚ 3.5 中医治疗耳鸣

中医治疗耳鸣包括临床诊治和中医康复两部分，主要着眼于调整人的整体功能的平衡，不少治疗方法除了疾病发作时期可以使用外，疾病缓解期和预防疾病的发生和发展时也经常用到。耳鸣的中医治疗方法包括中医辨证论治、针灸、导引法、中医五音疗法、膳食养生等。

3.5.1 中医辨证论治

辨证论治是耳鸣中医临床治疗的重要部分，主要是结合患者个体的望、闻、问、切四诊资料，辨别实证、虚证和病邪所侵犯的脏腑，进行对症下药。

（ 1 ）实证

实证主要是指人体受到六淫邪气侵袭，或者因为痰湿、瘀血、热毒、食积等原因导致的耳鸣。常见证型包括以下几种。

1）风热邪毒侵袭：耳鸣突然起病，可能伴有耳闷塞感，甚至耳胀痛感、渐有听力下降。全身症状可伴有风热外感症状，如鼻塞、流涕、咽痛、干咳、发热、头痛等。偏风热者可有口苦口干、大便干结、小便黄等症状，偏风寒者，有怕风怕冷、大便溏烂等症状，治疗上根据风邪是否夹热夹寒，选择疏风清热或疏风散寒的组方。

2）痰火壅结：耳鸣特点可为双耳蝉鸣不息，或"呼呼"作响，自感耳闷塞感，突然或渐觉听音不清。全身症状可能伴有咳嗽痰多、头昏沉重、胸闷腹满、口苦、大便结、小便黄，舌红苔黄腻。治疗上一般选用清火化痰、开通耳窍的方法。

3）肝火上扰：此证型多与易怒易躁和情志不畅有关，一般在郁怒之后突然出现耳鸣，甚至伴听力下降，或平素有耳鸣如闻潮声，或如风雷声，听力下降时轻时重，情绪激动后耳鸣、耳聋加重，兼耳胀痛感。全身症状可伴有头痛、眩晕、面红目赤、口苦咽干、烦躁不安，或有胁痛、大便秘结、小便黄。治疗上一般选用清肝泄热、开郁通窍的组方和药物。

4）气血瘀阻：气血瘀阻导致的耳鸣一般呈高调，突然发作，可伴耳胀痛感，耳闷塞感，听力下降逐渐加重，此型多因头部外伤或强烈爆震伤所致。全身症状可伴有头晕、头痛和失眠。治疗上一般使用活血化瘀、行气通窍的组方用药。

（2）虚证

虚证主要是指人体本身正气不足或者脏腑亏损，常见证型包括以下几种。

1）肾精亏虚：此证导致的耳鸣声调高而细微，日渐加重，病程较长，夜间明显。全身症状可伴有腰膝酸软，夜尿多，心烦失眠，头晕，口干舌燥。临床治疗多用补益肾精、滋阴潜阳的组方用药。肾精亏虚多见于体质虚弱或者久病卧床的人群。

2）脾胃虚弱：此证型患者耳鸣声音持续，或如吹风样，疲劳时加重，或在蹲下站起时加重，耳内有突然空虚或发凉的感觉。全身症状可伴有体倦乏力，懒言少动，神疲思睡，胃口欠佳，食后腹胀，大便时溏，面色萎黄，唇色淡红。治疗上以健脾益气升阳为主。

3.5.2 针灸疗法

耳居于头面部，多条经络皆汇聚于耳。在经络的联系下，耳与全身脏腑有着密切的关系，经络的通畅与否，在耳病的生理、病理上起着重要的作用。若经络欠通，则耳部失去濡养而致耳鸣，甚至耳聋和头晕等症状。身体上各经脉、络脉相互交汇循行，将耳窍与全身脏腑连成一个有机整体，临床医生根据患者自身体质情况或者疾病的性质，选用身体穴位用针刺激和耳穴刺激等方法，结合使用针具刺激、艾条温针、灸法刺激、穴位注射刺激或穴位按摩等，刺激与耳部关系紧密的经络所在穴位，起到自身调节的作用，达到平衡机体功能的目的。

其中耳穴压豆刺激为常用而无痛的方法。耳廓及周围有很多穴位，这些穴位的分布有一定规律，与身体各部位相对应的穴位在耳廓的分布像一个倒置的胎儿。一般来说，与头面部相对应的穴位在耳垂；与上肢相对应的穴位在耳舟；与躯干和下肢相对应的穴位在对耳轮和对耳轮上、下、脚；与内脏相对应的穴位多集中在耳甲艇和耳甲腔。耳穴压豆刺激是指用王不留行籽按压刺激，患者 3 ～ 5 天更换一次即可。

3.5.3　导引法

据考证，导引法在中医用于养生和治病已有五千年的历史，"导引"一词最初见于《庄子·刻意》"吹嘘呼吸，吐故纳新，熊经鸟伸，为兽而矣。此导引之士，养形之人，彭祖寿考者之所好者也"。导引是一种具有鲜明中医特色的养生术、治疗术，是中医学的灵魂，《黄帝内经》表明，"导引行气"是中医治法中的主导，它可以单独使用或配合其他治疗方法同用。"五禽戏"和"八段锦"也属于按摩导引方法，东汉末年华佗的"五禽戏"是我国至今可见历史渊源最深厚和最有代表性的导引功法。

用于耳鸣、调整整体功能的导引法包括下述几种。

（1）咽鼓管自行吹张法

本法适用于中耳疾病引起的症状，如耳鸣、耳胀痛感、耳闷塞感、鼓膜内陷、听力下降等。每次吹张前，应该先擤尽鼻涕，若鼻塞严重，应待鼻腔通畅后再吹张。鼻出血患者不宜吹张。具体方法：取坐位，深吸一口气，塞住鼻孔，闭着嘴巴，咬紧牙关，用拇指、示指捏紧鼻孔，眼睛睁开，向耳朵里面鼓气，使气通到耳朵里面，会听到轰轰的声音，连做 2～3 天，以气通为度，不通可适当多做几次，不可强行。

（2）鸣天鼓法

据临床研究，鸣天鼓对神经性耳鸣有确切疗效。操作方法：先调整呼吸，使呼吸平静轻匀；举两手心紧按耳门（外耳道口），两手示指、中指、环指、小指对称性横按在两侧枕部，两中指相接触，再将两手示指翘起叠在同侧中指上面，然后把示指从中指上用力滑下，重重地叩击枕部，先左手 24 次，后右手 24 次，最后两手同时叩击 48 次。常做鸣天鼓有清醒头脑，预防耳鸣、耳聋的作用。

（3）鼓膜按摩术

通过改变外耳道压力，引起鼓膜运动，具体方法：用中指或示指紧塞外耳道口，轻轻按压，摇动手指并且按一下松一下，重复多次，每次 3～10 分钟，每日 4～5 次，也可以按压前耳屏，使耳屏掩蔽外耳道口，一压一按，反复多做几次。做鼓膜按摩前手指要清洗干净并修剪指甲。若外耳道红肿、疼痛、流脓、头晕目眩、恶心呕吐，暂不宜鼓膜按摩。

（4）"营治城廓"法

营治城廓的方法在古书中记载不一，《养生方》载："以手摩耳轮，不拘遍数，所谓修其城廓，以补肾气，以防聋瞆也。"另外，《内功图说》亦载："以两手按两耳轮，一上一下按捺之，所谓营治城廓，使人听微。"总的来说是耳轮部的按摩方法，可用双手掌摩擦耳轮，以轻柔手法摩至潮红为度，也可用两手按压双耳耳轮，一上一下按压，可用于治疗和预防耳鸣和耳聋等疾病。

95

（5）除耳鸣功

《寿世传真，修养宜行外功第一》中说："一平坐，伸一足，屈一足，横伸两手，直竖两掌，向前若推门状，扭头项左右顾，各七次。"具体方法：平坐，伸一腿屈一腿，横伸两臂，直竖两掌，向前若推门状，扭头颈部左、右各 7 次。该方法常用于预防和治疗耳鸣、耳聋、眩晕、颈椎病等。注意眩晕患者不宜动作太大。

3.5.4　中医五音疗法

中医五音治疗耳鸣类似于现代医学的掩蔽疗法、声信息疗法，但不尽相同。古代音乐五音调系统在五行学说的指导下，根据五脏的生理节律，以五音为基础，可配合选择不同调式的乐曲以调节自己的身心，通过不同音阶音色来影响情志，从而作用于五脏，改善健康。

这里的五音是指中国古代音乐的五音，古中乐的五音唱名，唐代时用"合、四、乙、尺、工"；更古则用"宫、商、角（读 jué 音）、徵（读 zhǐ 音）、羽"了，正宗中国古乐曲，是没有"发（fa）"和"西（si）"两个唱名的。例如，《茉莉花》是古曲之一，它全曲若用唱名哼出，只有"哆、来、咪、索、拉"，全无"发、西"两音；名古曲，岳飞作词的《满江红》也是一样。

"五脏相音"理论是中医五行学说里的重要内容，五行学说中的五味、五色、五体等理论都广泛应用于临床，只有五音理论用者其少，五脏相音理论的中心是探讨五音与五脏的关系，是中医闻诊的方法之一。

研究指出，我国传统音乐疗法在中医理论的指导下对耳鸣的诊治是有其独到之处的，尤其是五音疗法，兼具了普通音乐疗法及中医五音的双重特点，不仅可以掩蔽、适应耳鸣，而且辨证施乐，在耳鸣患者的症状改善和整体脏腑功能的提高上起着重要的作用。

3.5.5 膳食疗法

中医讲究药食同源，《黄帝内经》中有大量膳食养生的原理和方法，明确指出五味可以养五脏之气，脏腑是人体生命活动的基础，脏腑经络互相协调、互相制约、互相依存，是人体的正常生理活动。五官是五脏的外在表现器官，五官生理功能的正常与否在一定程度上反映了脏腑功能的情况。耳部与全身脏腑都有非常紧密的联系，主要涉及肾、脾、肝、肺四脏。耳鸣和耳聋的膳食疗法可以简单概括为以下几个原则。

（1）节五味，避免五味偏嗜

酸、甘、辛、苦、咸是饮食水谷的五种滋味，《黄帝内经》称之为五味，对人体脏腑具有补益作用，是维持生命活动的物质基础，《素问·五藏生成》明确指出，如果五味偏嗜就会造成相应脏腑的功能失调，出现多种病理变化。因此，马作峰等认为，调节五味的平衡对于维持脏腑功能具有重要意义，避免五味的偏嗜是中医饮食养生的首要原则。

（2）节饥饱，避免饥饱失宜

《灵枢·平人绝谷》云："胃满则肠虚，肠满则胃虚，更虚更满，故气得上下，五脏安定，血脉和利，精神乃居，故神者，水谷之精气也……故平人不食饮七日而死者，水谷精气津液皆尽故也。"《素问·平人气象论》云："人以水谷为本，故人绝水谷则死，脉无胃气亦死。"都强调了饮食对脏腑生理的重要性。如果长期过饱或过饥，都会引起肠胃受伤等病变，饥饱要适宜，一般饮食只需七分饱即可，成人与儿童一样。

97

（3）节寒热，防止过寒过热

寒热一方面是指食物本身的属性，食物本身具有寒热的属性，长期偏食某种食物会导致体质的改变。另一方面是指食物的温度。《黄帝内经》对食物的要求是"热无灼灼，寒无沧沧，寒温中适"，因此，饮食的温度应该根据季节和环境温度适当调整，以适合人体温度为宜，即所谓"热无灼唇，寒无冰齿"。节寒热有利于脾胃和肺部的健康，饮食寒热得宜则有益五脏的生理。

耳鸣的中医康复手段多种多样，大部分康复方法在人类长期的日常生活和现代临床工作中均得以证实有益。由于篇幅有限，在此未能详加阐述。

中医康复不仅针对疾病本身，而且着眼于调整中医学对疾病预防的重视，早在两千多年前《素问·四气调神大论》已有记载："圣人不治已病治未病，不治已乱治未乱，此之谓也。夫病已成而后药之，乱已成而后治之，譬犹渴而穿井，斗而铸锥，不亦晚乎！"强调了预防疾病的重要性。

（李松健）

❖ 3.6 科学治疗耳鸣的注意事项

针对全身疾病患者所采取的措施

耳鸣不仅扰人不安，影响工作和生活，而且还常是耳部或全身性疾病的早期信号。耳鸣的诊断原则首先是寻找耳鸣的病因：一是听觉系统疾病；二是除听觉系统以外的全身疾病；三是心理因素。本节阐述对全身疾病患者所采取的措施。

由全身性疾病或临床综合征及其他疾病如高血压、糖尿病、冠心病、贫血、动脉硬化、颈椎病、肾病、肝胆病、结核病、慢性支气管炎、自主神经功能紊乱、甲状腺功能低下或亢进等引起的耳鸣，应积极治疗原发病。

病因明确、对因治疗后病因治愈，耳鸣也同时消失，这类患者的结果是理想的，也是大部分医生所能做到的。对于病因不明确的、病因明确但久治不愈的、病因明确但治愈后仍遗留长期严重耳鸣的患者，应该采取对症和对因同时治疗的综合方法，即急性耳鸣（病程在 3 个月内）应按照突发性耳聋的治疗方案和方法进行，慢性耳鸣（病程超过 3 个月）则主要采取综合治疗方法。对症治疗的方法包括掩蔽疗法、松弛疗法、生物反馈疗法、微波、电刺激、心理治疗、中医治疗及药物等。目前国际流行的耳鸣习服疗法（TRT）也是一种综合疗法，可以使患者在 3 个月内基本适应和习惯耳鸣。

患者在首选方案治疗过程中应定期对其治疗效果进行主观评估，以定期了解其治疗效果，对治疗有效者可坚持原治疗方案，对治疗足够疗程后效果仍不明显或无效甚至加重者应考虑终止现行治疗或采用联合治疗方法。此外，患者在配合治疗过程中要有恒心，不要轻易中断。

对全身性疾病的患者，规定每季度或半年复查一次，若每次复查结果不变，病情稳定，则可以延长复诊时间，减少检查项目，但每年至少去医院复查一次。若耳鸣程度加重或听力下降、伴眩晕等新症状出现应立即去医院复诊。此外，对单侧性耳鸣更应长期随诊，一次或多次检查没问题就认为"正常"，很可能延误像听神经瘤这样严重的疾病。患者自身就诊、测试结果、治疗过程和效果评估等资料，患者应收集整理。

（唐小武　杨海弟）

99

写在最后的话

古有扁鹊见蔡桓公，蔡桓公被告知有病，却不听劝言，最终重病身亡；更有曹操请华佗治疗头风，却因被要求开颅而杀了华佗。只有把病当作病，才可以避免不可挽救的重大疾病。

很多耳鸣患者不愿意就医，原因是觉得耳鸣不需要治疗。耳鸣本身不是病，只是一种症状，通常是患者自觉耳内有声响，而在周围环境中无相应的声源。当这种声音非常响，干扰了耳朵听外界的声音，就会分辨不清别人说什么，进而影响听力，甚至影响睡眠。长期患有严重耳鸣会使人产生心烦意乱、担心、焦虑、抑郁等心理问题，还会影响日常的工作和学习。如果您的耳鸣已经严重影响了您的日常生活，别犹豫，及时就医接受治疗！

也有人认为耳鸣无法被治疗，因而灰心不愿意接受治疗。但实践证明，耳鸣只要做到"早发现、早治疗、早预防、早康复"，也是可以被治疗的！